Dagmar Uhlmann

Depressionen
die stille Hölle

viademica.verlag berlin

Für meine Söhne
KARSTEN UND STEFAN,

für alle,
die mir beigestanden haben,
aus der Hölle wieder
aufzutauchen und mir helfen,
nicht wieder abzustürzen.

Hundeelend und zitternd vor Müdigkeit und Erschöpfung war Sarah mit dem Auto vor ihren Wohnblock gefahren. Vorsichtig sah sie nach rechts und nach links. Wenigstens schien kein Mensch auf der Straße zu sein. In diesem Zustand durfte sie keiner sehen. Zögerlich stieg sie aus und dachte voller Angst an die fast 70 Stufen bis in die vierte Etage. Wie sollte sie die schaffen? Sarah schleppte sich die Treppen hoch. Jede Stufe fiel ihr schwer. Es half nichts, sie konnte doch nicht im Flur sitzen bleiben. Schwer atmend und unglaublich erschöpft, erreichte sie ihr Ziel. Endlich das Bett vor Augen, wollte sie vergessen. Nur noch vergessen und schlafen. Weg sein von ihrer Niederlage, Mutlosigkeit und Mattigkeit. Nachdem sie vorsorglich zwei Schlaftabletten genommen hatte, kroch Sarah in ihr Bett und wartete auf den Schlaf. Unglücklich warf sie sich von einer Seite auf die andere, rollte sich auf den Bauch, drehte sich wieder auf den Rücken, knautschte das Kopfkissen anders und starrte an die Decke. Ihr ganzer Körper blieb in einer verzweifelten Bewegung. Sarah wusste, der Schlaf würde – wie jeden anderen Tag seit Monaten – ausbleiben.

Erst dann, wenn sie so viele Schlaftabletten geschluckt hatte, dass sie einer Ohnmacht nah in einen bleiernen, kranken Schlaf fiel, würde sie Ruhe finden. Halb betäubt schlich sie ins Badezimmer, um eine weitere – eine dritte – zu nehmen. Um dreizehn Uhr war Sarah ins Bett gegangen. Inzwischen war es sechzehn Uhr dreißig. Die Kranke merkte nicht, dass ihr Mann das Zimmer betreten hatte. Als er vorsichtig ihren Arm streichelte und sie bat: „Komm Sarah, lass uns zum Arzt gehen.“, sah sie benommen hoch. Was sollte sie denn da? Sie würde überhaupt nirgendwo mehr hingehen. Sarah drehte sich zur Wand und war nicht bereit, auch nur einen Fuß aus dem Bett zu holen.

Seit zwei Monaten war sie krank und hatte heute wieder mit der Arbeit beginnen wollen. Bereits in den ersten Stunden musste sie begreifen, dass von ihr nur eine Hülle geblieben war, eine Hülle, die tot am Schreibtisch saß.

Sarah hatte Telefongespräche an sich vorbeirauschen lassen, ohne den Inhalt zu erfassen und vergeblich versucht, Berge von Post zu lesen. Sie hatte hinter einer Glaswand agiert, nichts, aber rein gar nichts erreichte sie. Als sie die Nutzlosigkeit ihres Tuns begriff, sprach sie mit ihrer Sekretärin und entschied, wieder nach Hause zu gehen. Zum Schluss informierte sie ihren Mann.
Nun war er also da! „Nein Jürgen, es ist vorbei, ich gehe zu keinem Arzt mehr. Kannst du mir sagen, was ich da soll? Mir kann ja doch keiner mehr helfen." Ihr Mann betrachtete sie verzweifelt: „Bitte, sei vernünftig, du schaffst es nicht allein, komm mit." Er hätte auch mit der Wand reden können. Als all seine Bemühungen ins Leere liefen, ging er allein zum Arzt.
Es bedrückte Jürgen, dass er seiner Frau zugeredet hatte, wieder mit der Arbeit zu beginnen. Aber sie war ganz optimistisch gewesen, als man sie am Donnerstag vor Ostern auf eigenen Wunsch aus dem Städtischen Krankenhaus entließ. Sarah hatte den Arzt sogar ausdrücklich darum gebeten, ab Dienstag nach Ostern wieder arbeiten zu dürfen. An den Feiertagen verließ sie der Mut. Jürgen spürte es. Trotzdem wollte er es nicht hören, als sie ihm stockend gestand, dass ihre Kraft für die Arbeit nicht reichen würde. Er verzweifelte fast, als sie hinzufügte, dass sie das bestimmt nicht durchstehen werde. Er riet ihr, es doch wenigstens zu versuchen. Und nun dieser Reinfall.
Jürgen machte sich bittere Vorwürfe, aber die Situation zu Hause war kaum noch zu ertragen gewesen. Es umklammerte ihn bereits, wenn er das Haus betrat. Nie wusste er, was ihn erwartete, wenn er die Wohnungstür öffnete. Meistens lag Sarah auf dem Bett und starrte mit toten Augen ins Leere.
Das raubte ihm die Kraft und er war heilfroh, als sie nach fast sechs Wochen in die Städtische Psychiatrie kam. Jürgen hoffte, dass ihr dort endlich geholfen werden könnte. Zunächst schien es auch so. Er war glücklich, als seine Frau

ihm nach einer Woche ihres Aufenthaltes mitteilte, dass sie um ihre Entlassung bitten und wieder arbeiten würde. Natürlich merkte er zu Ostern, dass Sarah nicht gesund war, glaubte aber, die Arbeit könnte sie auf andere Gedanken bringen und vielleicht sogar zu ihrer Genesung beitragen. Seinetwegen sollte sie auch wieder die große Klappe haben, wenn es nur endlich vorwärts ginge mit ihr!
Mit diesen trüben Gedanken ging der Enttäuschte zu ihrem gemeinsamen Hausarzt. Als er nach einer Stunde zurück war, teilte er seiner Frau mit, dass Doktor Reimer für Donnerstag einen Platz in einem Krankenhaus – etwa eine Autostunde von der Stadt entfernt – besorgt hatte. Sarah sah ihren Mann bei dieser Mitteilung teilnahmslos an und fragte sich, ob sie am Donnerstag überhaupt noch leben wollte. Wenn sie nur daran dachte, dass sie sich fürs Krankenhaus extra einen Jogginganzug für den Sport kaufen sollte und unbedingt ein neues Nachthemd und ähnlichen Kleinkram brauchte, wurde ihr Angst. Sie ging nicht mehr einkaufen. Mein Gott, wie gerne hatte sie früher in ihrer wenigen Freizeit einen Einkaufsbummel gemacht. Von einer Boutique war sie in die andere gezogen, hatte sich schöne Sachen ausgesucht, um sie in der Kabine anzuprobieren. Wenn ihr etwas besonders gut gefiel, konnte sie sich voller Freude im Spiegel betrachten. Sie kaufte Nötiges und Unnötiges, obwohl ihr Kleiderschrank schon bald aus den Fugen platzte. Und nun diese Angst, diese schreckliche Angst, dass sie jemanden treffen könnte, den sie kannte und der sie vielleicht sogar in ein Gespräch verwickeln würde. Hilflos wurde sie, wenn jemand nach ihrem Befinden fragte. Mit einem: „Danke, gut.“, flüchtete sie dann. Keiner sollte ihren Zustand erkennen. Sarah hätte brüllen können: „Lasst mich doch alle in Ruhe, ich rede überhaupt nicht mehr!“ Trotzdem musste die Verzweifelte am nächsten Morgen mit ihrem Mann ins Kaufhaus, um das Notwendigste zu besorgen. Sie bestand darauf, dass Jürgen in ihrer Nähe blieb, um sie nach dem Einkauf unverzüglich zurück zu bringen.

Unsicher lief sie durch die Abteilungen. Wo waren denn die Nachthemden? Das konnte doch nicht sein, dass sie die nicht fand. Endlich entdeckte sie die Wäscheabteilung. Hilflos sah sie sich die Angebote an. Nichts gefiel ihr. Schließlich nahm sie irgend eines. War ja egal, wie es aussah. Sie wollte weg, nur weg. Ach, du lieber Himmel, nun hatte sie auch noch eine ehemalige Kollegin entdeckt. Sarah wollte sich verstecken. Zu spät! Schon begrüßte die Bekannte sie erfreut und fragte teilnahmsvoll, wie es ihr denn ginge. Die Kranke quälte sich ein Lächeln ab und entschwand mit einem: „Danke gut." Wahllos griff sie nach einem Jogginganzug. Die Größe stimmte. Bloß keinem Bekannten mehr begegnen, das ertrug sie nicht noch einmal. Blass und erschöpft suchte sie ihren Mann. „Bitte fahre mich nach Hause, ich kann nicht mehr." Zu Hause angekommen, schlich Sarah traurig durch ihre Wohnung, nach dem Jürgen zur Arbeit gefahren war. Am liebsten hätte sie diesen Zustand für immer beendet.
Wenn ihre Söhne nicht wären, würde sie aussteigen. Ihr Mann würde auch eine andere finden, aber ihre Söhne ... Ihr Ältester machte auch noch ein Praktikum am Ende der Welt. Und der zweite brauchte sie erst recht! Es war zum Heulen. Aber das konnte sie schon lange nicht mehr.
Sarah legte sich auf die Couch und grübelte, wie viele Wochen sie bereits krank war. Sie raffte sich auf, um ihren Kalender zu holen und nachzurechnen. Wenn sie sich nicht verrechnet hatte, quälte sie sich schon seit siebeneinhalb Wochen. Ihr endgültiger Zusammenbruch und damit ihre sichtbare Leidensgeschichte hatte am 13. Februar 1994, an einem Sonntagmorgen, begonnen.

Der Zusammenbruch

An diesem Morgen war alles anders als vorher. Als sie wach wurde und die Augen öffnen wollte, war sie starr. Einfach nur starr. War sie tot? Sarah wartete, dass etwas passieren würde.

Es passierte aber nichts. Keines menschlichen Gefühls fähig, blieb sie regungslos im Bett, bis es von der Tür her klang: „Häschen, das Frühstück ist fertig." Wie immer hatte ihr Mann das Frühstück zubereitet. Gleichgültig hörte sie seine Mitteilung und blieb liegen. Er rief ein zweites Mal: „Wo bleibst du denn?" Langsam quälte sich Sarah aus dem Bett und schlich ins Wohnzimmer. Dort ließ sie sich auf einen Stuhl fallen und starrte vor sich hin. Ihr Mann sah sie entgeistert an: „Hast du dich über irgend etwas geärgert?" Seine Frau sah durch ihn hindurch und trank eine Tasse Kaffee.
„Mein Gott, Sarah, nun sag doch mal etwas. Das ist doch nicht normal, wie du dich benimmst." Leise brachte sie heraus: „Ich bin schlapp, weißt du, so unheimlich schlapp. Ich glaube, ich muss mich hinlegen."
Ihr Mann bat sie noch einmal. „Na, willst du mir nicht doch verraten, was mit dir los ist?" Jürgen begriff die Welt nicht mehr. Das war doch nicht seine Frau! Als sie ihn wieder mit ihren leeren Augen ansah, bekam er Angst. Er schob ihr ein Brötchen hin. „Bitte, Sarah, nun iss doch wenigstens etwas." Sie drehte das Brötchen auf dem Teller hin und her, bis sie es langsam aufschnitt, eine Hälfte beschmierte und darauf herumkaute. „Es tut mir leid, Jürgen, ich muss mich hinlegen." Sarah schleppte sich zur Liege, als hätte man ihr eine zentnerschwere Last aufgebürdet. Dort ließ sie sich fallen und starrte an die Decke.
Jürgen hätte brüllen können, sie anschreien, sie solle sich doch zusammen reißen. Er spürte, dass es zwecklos war. Also bat er sie in seiner Hilflosigkeit wieder, ihm den Grund ihres Verhaltens zu nennen. Statt irgend einer Antwort sah sie merkwürdig durch ihn hindurch. Jürgen verließ das Zimmer, um in der Küche Ordnung zu schaffen. Er glaubte an einen bösen Traum und hoffte gleich aufzuwachen. Irrtum. Als er ins Zimmer zurückkam, bot sich ihm der gleiche Anblick. Die erneute Aufmunterung erstarb ihm im Halse.
Das war nicht mehr seine Sarah, die immer einen flotten Spruch auf den Lippen hatte, wenn sie zum Frühstück kam

und es hasste, sich gehen zu lassen. Nun lag sie blass und kraftlos auf der Liege und war stumm. Seit Tagen hatte Sarah gefühlt, dass sich etwas Lähmendes in ihr breit machte. Sie hatte plötzlich Menschen gemieden, ohne Grund zu zittern begonnen und sich vor anderen verkrochen.
Wenn sie nur an ihre Kurzreise dachte, von der sie vor zwei Tagen zurückgekehrt war, packte sie tiefes Entsetzen. Statt sich zu erholen – wie vorgenommen – und ihre angegriffene Gesundheit durch Wellness-Angebote und Spaziergänge auf Vordermann zu bringen, war sie bei herrlichstem Sonnenschein im Pensionszimmer im Bett geblieben. Lediglich zum Frühstück war sie herausgekommen, hatte sich weit von den anderen einen Tisch gesucht, hastig eine Tasse Kaffee getrunken, zwei bis dreimal von einem Brötchen abgebissen und sich danach, so schnell wie möglich, wieder in ihrem Zimmer verkrochen.
Als sie sich wirklich einmal überwand, in ein Schwimmbad zu gehen, wurde ihr Besuch zu einem Fiasko. Schon im Umkleideraum fühlte sie sich verloren. Langsam zog sie ihre Sachen aus und den Badeanzug an. Zögerlich betrat Sarah das Hallenbad. Sie bekam fast einen Schock, als sie zwischen eine Horde fröhlich Badender geriet. Dieses Toben und Geschreie machte ihr solche Angst, dass sie am liebsten sofort wieder gegangen wäre. Sarah zwang sich, ins Becken zum Schwimmen zu gehen. Als einige ehrgeizige Männer an ihr vorbei schossen und mit großen Armschlägen das Wasser durchpflügten, schwamm sie ängstlich zur Seite, um ihnen auszuweichen. Nach spätestens zehn Minuten verließ Sarah das Bad trotz des teuren Eintritts. Sie wollte zurück in die schützenden vier Wände ihres Hotels.
Ohne etwas zu essen, lag sie bereits kurz vor neunzehn Uhr im Bett, betäubte sich mit Schlaftabletten und hoffte auf den nächsten Tag. Hilflos wälzte sie sich im Bett herum und fragte sich, wo ihr Schwung geblieben war. Der musste doch zurückkommen, so konnte es doch nicht bleiben.
Der Schwung blieb aus, statt dessen wuchs ihre Angst, auf

Menschen zu treffen. Sie wollte diesen Kurzurlaub nicht mehr, wollte nur noch nach Hause. Endlich konnte sie zurück; die sieben Tage waren um. Die Bahnfahrt wurde zur Qual. Pausenlos suchte Sarah nach einer bequemen Sitzhaltung. Als sich auch noch ein Mann neben sie setzte, fühlte sie sich bedrängt und eingeengt. Am liebsten wäre sie ausgestiegen. Früher hätte sie sich bestimmt mit ihm unterhalten.
Nach Stunden qualvollen Sitzens versetzte sie die Ankündigung des heimatlichen Bahnhofs in leise Freude. Zaghaft winkte sie ihrem Mann zu, als sie ihn auf dem Bahnsteig entdeckte. Als er sie sah, suchte er vergeblich nach Zeichen von Erholung bei ihr.
Vorgestern noch hatte Sarah all das nicht einordnen können. Heute aber überlegte sie, ob das vielleicht Depressionen wären? Eine Weile lag sie unschlüssig herum, bis sie Jürgen um das Gesundheitslexikon bat. Mühevoll und anstrengt, blätterte sie solange, bis sie „Depressionen" gefunden hatte. Je mehr sie sich in den Text vertiefte, um so wahrscheinlicher war ihre Diagnose.
Als sie glaubte, sicher zu sein, rief sie ihren Mann. Jürgen wies das entsetzt von sich. Nein, bestimmt würde es etwas anderes sein. Wie konnte sie nur auf solch einen Unsinn kommen. Er hatte zwar überhaupt keine Ahnung von dieser Erkrankung, aber das durfte es nicht sein. Doch nicht Sarah, nicht seine Frau! Der Kranken war egal, was er sagte. Sie wusste, dass es so war.
Am nächsten Tag wollte Sarah zu Doktor Reimer, ihrem Hausarzt. Mühsam schleppte sie sich zum Auto und fuhr zum Ärztehaus. Unglücklich stand sie unten an den Treppen wie eine alte, schwerkranke Frau und wusste nicht, wie sie hochkommen sollte. Endlich beschloss Sarah, sich Stufe für Stufe am Geländer hochzuziehen. Müde schlich sie zur Anmeldung. Sie hielt sich am Tresen fest und murmelte leise, dass sie zu Doktor Reimer wolle. Die Schwester sah sie entgeistert an. Im Warteraum gelang es Sarah kaum, sich auf dem Stuhl zu halten. Ihr Oberkörper sackte immer wieder

zur Seite. Pausenlos rutschte sie auf dem Stuhl hin und her, um eine Haltung zu finden, die ihr das Warten erleichtern würde. Stumpf sah sie auf die Zeitschriften, die sie sonst mit Spaß beim Arzt gelesen hatte. Warum wurde sie denn nicht aufgerufen?

Als Sarah endlich das Untersuchungszimmer betrat, überlegte sie, wie sie dem Arzt ihren Zustand beschreiben sollte. Das brauchte sie nicht. Doktor Reimer erfasste ihr Elend mit einem Blick und bestätigte ihren schlimmen Verdacht. Er konnte sein Mitleid kaum verbergen. Diesen Zusammenbruch hatte er kommen sehen, wenn seine Patientin wieder einmal niedergeschlagen in seiner Praxis gewesen war und mit dem Leben nicht klarkam. Trotzdem hatte er versucht das Unglück aufzuhalten und deshalb bereits vor Monaten eine Kur in einer psychosomatischen Klinik für Sarah beantragt. Und nun war es doch geschehen. Doktor Reimer sah auf seine ehemals so selbstbewusste Patientin und wusste nicht, ob diese Frau die Geduld für so eine langwierige, zermürbende Krankheit aufbringen oder resignieren würde. Gut, dass Sarah seine Gedanken nicht kannte.

Schüchtern quälte sie sich ein Lächeln ab und fragte, wie lange so eine Depression dauern würde? Vorsichtig teilte Doktor Reimer ihr mit, dass ein halbes Jahr für diese Erkrankung durchaus normal sei. Da flackerte bei Sarah ein Hauch von Widerstand auf. Nein, das ginge nicht. Er wusste doch, wie dringend sie auf der Arbeit gebraucht wurde. Was sollten denn ihre Vereine ohne sie machen?

Ihr ging es wirklich miserabel, aber so lange, nein, so lange konnte sie nicht krank machen. Sarah wusste, dass sie schneller gesund werden musste. Und, dass sie es schaffen würde! Der Arzt tröstete sie. Vielleicht hätte sie Glück und es ginge wirklich schneller bei ihr. Als Dr. Reimer ihr dann Tabletten gab, die den Prozess der Gesundung beschleunigen sollten, hellte sich das Gesicht der Kranken auf. Ihr Vertrauen in Tabletten war so ausgeprägt, dass sie glaubte, vielleicht in drei Wochen schon wieder auf den Beinen zu sein.

Kaum aber hatte Sarah das Behandlungszimmer verlassen, fiel der letzte Hauch von Energie bei ihr ab. Sie schlich so traurig zurück, wie sie hingeschlichen war. Die einzige Hoffnung waren ihre „Glücksbringer" in der Tasche. Zu Hause nahm sie sofort eine und hoffte, schon ein klein bisschen gesünder zu sein. Ihre Wünsche erfüllten sich nicht.

Andreas

Andreas steckte mitten in den Vorbereitungen für sein Praktikum in Guatemala, als ihn die Nachricht erreichte, dass seine Mutter zusammengebrochen sei.
Der Sohn hoffte, dass es nicht so schlimm wäre, wie sein Vater es am Telefon beschrieben hatte. Es waren doch gerade erst vierzehn Tagen her, dass er ihr beim Wohlfahrtsball geholfen hatte. Seine Mutter war in Hochform gewesen und zu seinem Ärger umschwärmt und umflirtet worden. Trotzdem machte sich Andreas schnellstens aus Berlin auf den Weg, um nach ihr zu sehen. Na ja, kerngesund war sie nie gewesen. Wenn er nur an ihre schweren Migräneanfälle dachte, glaubte der Sohn, dass es so viel schlimmer nicht sein könne.
Andreas kaufte Blumen und nahm sich fest vor, seine Mutter zum Lachen zu bringen. Das hatte er fast immer geschafft. Als der Sohn – vorbereitet von seinem Vater – ins Wohnzimmer kam, wollte er die Stimmung von vornherein mit einem lockeren Spruch entkrampfen. Der erstarb ihm beim Anblick seiner Mutter auf den Lippen. Mit ihrem grauen Gesicht und den leeren Augen wirkte sie wie tot. Andreas wollte trotzdem nicht klein beigeben. Er setzte sich zu ihr, erzählte von seinem Studium und der bevorstehenden Reise nach Lateinamerika. Als seine Mutter hörte, dass ihr Großer bald wegfahren würde, fing sie bitterlich an zu weinen. Der Sohn war zutiefst bestürzt, damit hatte er nicht gerechnet. Er hatte sie ablenken wollen, ohne zu ahnen, wie schwer sie seine Abwesenheit treffen würde.

Auf der Fahrt nach Berlin spürte Andreas, dass ihm die Freude auf sein großes Abenteuer erst einmal verdorben war. Und nicht nur das, er hatte sogar das blöde Gefühl, seine Mutter im Stich zu lassen. Im Grunde wusste er gar nicht, was er machen sollte. Er brauchte das Praktikum bei „Bayer" unbedingt. Danach musste er noch die Diplomarbeit schreiben, um sein Chemiestudium zu beenden. Andreas konnte nicht zurück und bereitete seine lange Reise allein vor. Er verkaufte sein Auto, um alles finanzieren zu können. Seine Mutter nahm von alledem nichts wahr.
Seinen Abschied aus Deutschland Anfang März 1994 – kurz vor seinem dreiundzwanzigsten Geburtstag – hatte er sich so ganz anders vorgestellt. Beim Abflug hoffte der Sohn, dass alles wieder gut würde. Seine lebenslustige Mutter würde bestimmt wieder auf die Beine kommen, schließlich war sie ein Stehaufmännchen.

Sarah stand nicht wieder auf. Und statt irgendeiner Besserung ging es weiter mit ihr abwärts. Weiter, als sie je vermutet hätte, dass es überhaupt gehen könnte. Als sie, die Regionalleiterin eines Wohlfahrtsverbandes, ihre hoffnungslose Lage nicht mehr ignorieren konnte, informierte sie den Landesgeschäftsführer über den Ernst der Situation. Danach musste Sarah ihre Arbeit an eine junge, dynamische Kollegin übergeben. Es tat ihr weh, wie sehr sich diese Frau über ihren unvorhergesehenen Aufstieg freute. Nach dem Ende des Gesprächs weinte und schluchzte die Depressive fast ein letztes Mal, bevor ihre Tränen für lange Zeit versiegten und einer stummen Starrheit Platz machten. Jetzt hatte sie nicht einmal mehr einen Grund, gesund werden zu müssen.
Ihre verbliebene Familie musste ihren weiteren Verfall mit ansehen, ohne ihn aufhalten zu können. Sarah nahm keinen Anteil mehr an den Vorgängen, die um sie herum passierten. Die Hausarbeit blieb liegen. Einkaufen ging sie auch nicht mehr. Essen war ihr egal, nur trinken musste die Apathische noch, weil sie von den Psycho-Tabletten ständig einen

trocknen Mund hatte. Wie ein toter Gegenstand lag sie zu Hause herum. Radio hören oder gar fernzusehen, war ihr zu anstrengend geworden.

Gut, dass die Kranke zu Beginn ihrer Hölle nicht wusste, was sie noch erwartete,
dass es sich bei schweren Depressionen um Stoffwechselstörungen mit verheerenden Auswirkungen handelt, die Prozesse im Gehirn anders steuern, als normalerweise,
dass sowohl Körper als auch Geist nur noch am Rande dahin vegetieren,
dass dieser „Krebs der Seele" einen einmal Betroffenen meist über viele Jahre quält und dem Kranken keine wirkliche Pause aus seinem Elend gewährt, bis er es schafft, sich selbst aus diesem Zustand zu befreien.

Und weil ihr dieses Wissen fehlte, nahm sie jeden Tag brav ihre Tabletten und hoffte auf Besserung. Als Sarahs Abbau immer sichtbarer wurde, fragte ihr Arzt, ob sie bereit wäre, sich einem Psychologen anzuvertrauen. Der könnte ihr vielleicht helfen, schneller gesund zu werden. Es sei doch einen Versuch wert und bestimmt sinnvoller, als gar nichts zu tun. Sarah sah ihn misstrauisch an. Sie wusste nicht so recht, ob sie das wollte. Aber im Gespräch mit ihrem Arzt entschloss sie sich, ihre Befindlichkeiten – Psychologen betreffend – zurückzustellen. Sie hatte mit dieser Berufsgruppe einige Erfahrungen durch ihre Arbeit im Wohlfahrtsverband gesammelt, die sie nicht gerade ermutigten. Egal, schlimmer konnte es mit ihr nicht mehr werden. Gut, sie würde einen Versuch wagen. Sarah fragte ihren Arzt, wen er ihr denn empfehlen würde? Als sie seinen Vorschlag hörte, war sie erschrocken. Das konnte Doktor Reimer doch nicht im Ernst meinen, ihr diesen – wegen seiner Verschrobenheit bekannten – Psychologen aus ihrer Stadt vorzuschlagen. Sie erinnerte sich, bei diesem Mann nach ihrer zweiten Entbindung zu einer Notbehandlung gewesen zu sein und seine Gebaren als höchst merkwürdig empfunden zu haben.

Der Psychologe

Wenn auch nicht gerade hochmotiviert, besorgte sich die Depressive einen Termin bei dem empfohlenen Psychologen. Über ihn kursierten die tollsten Gerüchte in der Stadt. Mal kam er aus dem Schrank, um zu sehen, wie seine Patienten auf einen so wundersamen Vorgang reagieren würden, ein anderes mal musste sich eine Patientin nackt ausziehen, um so mit ihm das Gespräch zu führen, ein nächstes mal war es etwas anderes, was seine Patienten schockierte. So war sein Ruf. Vielleicht war manches auch nur erstunken und erlogen. Egal, ihr ging es so mies, da konnte sie nicht wählerisch sein. Die Kranke war entschlossen, sich von üblen Nachreden nicht beeindrucken zu lassen. Sie kannte eine seiner Geschiedenen – eine attraktive, wesentlich jüngere Frau als er – aus der gemeinsamen Arbeit. Sarah wusste, dass dieser Mann derzeit mit einer etwa dreißig Jahre Jüngeren zusammen lebte. Trotz ihrer Apathie war sie ein wenig neugierig. Was war das für ein Mann, der einen solchen Erfolg bei Frauen hatte? Mit gemischten Gefühlen ging sie zum ersten Termin. Sarah hatte ausreichend Zeit, sich alles mögliche auszumalen, weil es gut eine Stunde dauerte, bis er sie aufrief. Sie glaubte ihren Augen nicht zu trauen, als dieser zerfurchte Arzt und Psychologe flotten Schritts mit seinen schwarzgefärbten Haaren herein kam. Sie hatte einen ganz besonderen, einen aufregenden Mann erwartet. Letztlich ging sie sein Aussehen nichts an. Wichtig waren seine Behandlungsmethoden und -erfolge.

Sarah bemühte sich, ihn zu akzeptieren. Trotzdem fiel ihr das schwer. Weder mit seiner Art zu sprechen, noch sich zu geben, fand er Zugang zu ihrer Seele. Wenn sie ehrlich war, empfand sie ihn sogar als unangenehm. Nach der ersten Sitzung fragte sie der Psychologe, ob sie meine, mit ihm klarkommen zu können? Sarah wusste es beim besten Willen nicht und beschloss, mit seiner geschiedenen Frau zu sprechen. Trotz ihrer Apathie schaffte sie es, Irinas Telefonnum-

mer herauszusuchen. Der Psychologe, war schließlich ein Strohhalm für sie. Irina meinte: „Wenn du mit Kurts Eigenarten umgehen kannst, ist er ein guter Fachmann und kann dir auch helfen.“ Dann würde es sicher besser laufen, als vermutet. Hoffnungsvoll ging Sarah zum nächsten Termin.
Zuerst wollte der Psychologe von ihr wissen, wie sie sich entschieden hätte. Sie nannte ihm Irinas Antwort, dass er ein guter Fachmann sei und einem durchaus helfen könne, wenn man mit seinen Eigenarten klarkäme. Die Reaktion des Mannes war verblüffend. Was denn an ihm eigenartig wäre?, wollte er wissen. Wie denn Irina auf so etwas käme? Sarah war sprachlos. Warum machte er denn so ein Drama aus ihrer Antwort? Er musste doch wissen, dass er als Sonderling galt.
Irgendwann beruhigte sich der Nervenarzt und Psychologe und führte dann ein Gespräch mit ihr. Im Anschluss daran ließ er sie einen Endlosfragebogen – von über 600 Fragen – ausfüllen. Das hätte sie schon als Gesunde gestört, aber in ihrem Zustand glaubte sie, das nicht durchstehen zu können. Nach der Hälfte wollte sie aufstehen und losgehen. So blöde Fragen aber auch! Dabei hatte sie ständig das Gefühl, sich im Kreis zu drehen. Einige Fragen wurden doppelt und dreifach zum gleichen Inhalt gestellt. Was sollte denn das? Sarah fühlte sich ausgelaugt und fand den Fragebogen total daneben. Trotzdem hielt sie durch und beantwortete auch die letzte Frage. Vor diesem Psychologen wollte sie sich keine Blöße geben. In der darauf folgenden Sitzung wertete er die Antworten mit ihr aus. Zunächst erläuterte er, wie unterschiedlich Menschen so auf das Leben reagierten. Die einen, sagen wir mal – die gefühlsmäßig Normalen – sind mit einem ausgeglichen Wesen gesegnet, was ihre Empfindungen um eine Normallinie mit leichten Höhen und Tiefen pendeln lässt. Die kommen im Prinzip gut mit ihrem Leben klar. Andere, zu denen offenbar auch sie gehörte, bewegen sich mit ihren Gefühlen in einem heftigen Auf und Ab. Die wähnen sich zwar auf der Höhe ihrer Empfindungen im

Himmel, aber wehe, wenn sie abstürzen. Dann bricht alles bei ihnen zusammen und sie sind nicht in der Lage, besonnen zu reagieren. Die heftigen Stimmungsschwankungen lassen diese Menschen kaum zur Ruhe kommen. Und das zerrt an ihren Nerven.

Die Aussage des Arztes verblüffte Sarah nicht, weil sie sich auch so wahrnahm. Wenn sie etwas in Angriff nahm, dann mit vollem Engagement. Erlitt sie eine Niederlage, war sie verzweifelt und kam mit sich und der Welt nicht klar. Aber gelang es ihr, einen Sieg zu erringen, hing ihr Himmel voller Geigen.

Wenn sie nur an ihre Freude dachte, die sie beherrschte, als es ihr gemeinsam mit einem Verein in einem Berliner Vorort gelungen war, den Zuschlag für ein Altenheim zu erstreiten, strahlte sie heute noch. Trotz geringer Beziehungen und gegen den Wiederstand einiger Abgeordneter hatten sie es geschafft, die Abstimmung für sich zu entscheiden, obwohl einer der Abgeordneten sogar mit seinem Rücktritt gedroht hatte. Oder an ihre Wohlfahrtsbälle und, und, ...

Na, und an Tiefschlägen mangelte es auch nicht.

Noch heute durfte Sarah nicht an ihre Niederlage mit dem Seniorenhaus denken.

Das Seniorenhaus

In ihrer Stadt gab es eine schöne, alte Villa, die seit vielen Jahren von einem Verein als Altenbegegnungsstätte genutzt wurde. Sie lag fast in der Stadtmitte und war gut mit der mit Straßenbahn zu erreichen. Die Senioren nutzten dieses Haus gern, weil dort ein abwechslungsreiches Leben herrschte und ein buntes Programm geboten wurde. Unter dem Dach der Villa hatten Sarah und ihre Sekretärin ein kleines und ein etwas größeres Zimmer als Büro. Diese Immobilie gehörte im Krieg oder Vorkrieg einer Krankenkasse, deren Erbe an eine große Nachfolgerin aus der Bundesrepublik gefallen war.

Die Chefs dieser Kasse kamen etwa 1992 auf die Idee, die Villa zu ihrem Stammsitz auszubauen, weil es schließlich ihr Eigentum war.
Kaum ein Bürger der Oderstadt wäre nach der Wende auf die Idee gekommen, dass dieses Haus zurückgefordert werden könnte. Beim Bekanntwerden der Pläne waren viele Menschen in der Stadt empört. Wo gab es denn so etwas, dass eine Krankenkasse alten Menschen ihre Begegnungsstätte wegnehmen wollte!
Es kam zu einem heftigen Streit zwischen den neuen Eigentümern und dem Altenverein mit dem Oberbürgermeister und Sarahs Wohlfahrtsverband. Gemeinsam mit vielen Sympathisanten kämpften sie für den Erhalt des größten Altentreffs. Sie nutzten die Medien, führten Gespräche, formulierten Bittschreiben. Die große Welle der Unterstützung half ihnen nichts, weil das formale Recht aufseiten der Krankenkasse war. Wer Anspruch auf Gebäude in der ehemaligen DDR hatte, konnte den durchsetzen. So stand es im Einigungsvertrag. Eine von der Stadt angebotene Entschädigung lehnten die Vertreter der Kasse genauso ab, wie einen anderen Standort. Ein unglaublich hartnäckiger, älterer Herr aus den alten Bundesländern hatte den Rauswurf vorzubereiten.
Sarah stritt vehement und auch böse mit ihm. Sie appellierte an seine moralische Verpflichtung als Vertreter einer sozialen Institution, Mitglieder nicht durch Entscheidungen krank zu machen. Im Gegenteil erwarte sie von einer Krankenkasse, dass die für ihre Senioren Sorge trage und alles dafür leiste, ihnen einen ruhigen Lebensabend zu sichern.
Mal fanden die Auseinadersetzung in der Villa, ein anderes Mal in aller Öffentlichkeit, so zum Beispiel in einer Stadtverordnetenversammlung, statt. Eines hatten alle gemeinsam, sie wurden von beiden Seiten knallhart geführt. Wenn Sarah nach solch einer Protestveranstaltung nach Hause kam, zitterte sie vor Wut und war halb tot. Sie schämte sich vor den alten Menschen, weil sie vorher oft darüber gesprochen hatte, in welch einem guten System sie jetzt lebten. Sarah verfluchte die Gesetze, die dieser Kasse das Recht gaben, an dem Besitzstand zu sägen. Endlich gab der

Einzelkämpfer auf und verließ die Stadt. Die Widerständler glaubten, gewonnen zu haben. Bis im Januar 1993 etliche fein herausgeputzte Herren der Landeskrankenkasse in der Villa erschienen, um Sarah in aller Schärfe darüber aufzuklären, wie sie die Lage zu sehen hätte.

Diese geballte Arroganz erzielte bei ihr nicht die erhoffte Wirkung, sondern löste das Gegenteil aus. Nun war sie überhaupt nicht mehr bereit, auch nur einen Zentimeter zu weichen und den Ausweichvorschlag der Stadt anzunehmen. Ohne von ihrem Protest Kenntnis zu nehmen, nannten die Herren den März 1993 als Auszugstermin für alle Mieter, weil sie danach mit den Umbauarbeiten beginnen würden. Nebenbei bemerkt, wäre der Baubetrieb schon gebunden und der -beginn festgelegt.

Sarah akzeptierte den Zeitpunkt nicht und erklärte, dass sie das Haus erst dann räumen würden, wenn für alle Mieter der Villa eine gute Lösung gefunden sei. Die Herren drohten, sich bei ihrem Landesgeschäftsführer über sie zu beschweren.

Sarah empfahl es ihnen. Fügte aber hinzu, dass es ihr nichts ausmachen würde, mit dieser unsozialen Haltung der Krankenkasse in die Zeitung zu gehen und die Menschen vor einer Mitgliedschaft bei ihnen zu warnen.

Statt im März räumten sie die Villa im Juli. Trotzdem war es eine bittere Niederlage, an der sie noch lange knabberte.

Es war schon so, wie der Psychologe sagte, sie schwankte häufig zwischen „himmelhoch jauchzend" und „zu Tode betrübt". Sie fand nicht die Ausgeglichenheit, die ihr Ruhe und Entspannung gebracht hätte.

Der nächste Punkt der Auswertung der zig Fragen drehte sich um ihren Wahrheitsfimmel, mit dem sie sich das Leben schwer machte, der auch zu dem Unvermögen führte, mit Unwahrheiten gelassen umzugehen. Sie sei nicht in der Lage – auf eigene, seien es auch Notlügen, oder die anderer – vernünftig zu reagieren, erklärte er ihr. Sarah kannte ihre überzogenen Reaktionen. Allerdings hatte sie nie darüber nachgedacht, das ihre Seele daran Schaden nehmen könnte.

Aber interessant waren seine Erklärungen schon! Der vierte Besuch bei dem Psychologen war auch ihr letzter.
Die Depressive hatte sich in der Zwischenzeit daran gewöhnt, lange zu warten. Sie war ohne Gnatz, als sie wie üblich verspätet aufgerufen wurde. Kurz nach der Begrüßung begann sie, aus ihrem Leben zu erzählen. Blass und stockend berichtete sie. Sarah sprach von dem gestörten Verhältnis zu ihrer Mutter, ihren Nöten sich in der neuen Gesellschaft zurecht zu finden, den Problemen in ihrer Arbeit und über ihren Mann. Und um dem Psychologen zu zeigen, dass sie nicht immer so eine traurige Erscheinung, sondern eher aktiv war, hatte Sarah ihm eine Ballzeitung von dem letzten Wohlfahrtsball mitgebracht, den sie gerade erst vor kurzem, Ende Januar, durchgeführt hatte. Seit dem waren noch nicht einmal zwei Monate vergangen! Er war ein voller Erfolg. Rund fünfzigtausend DM waren für ihre Vereine zusammen gekommen. Vierzehn Tage später war sie zusammengebrochen. Wie konnte das passieren? Der Therapeut ließ sie reden und betrachtete dabei aufmerksam ihr Bild in der Zeitung, um dann – für sie völlig unerwartet – zu sagen: „Glauben Sie ja nicht, dass Sie nach ihren Depressionen noch so gut aussehen werden, wie auf dem Bild hier."
Sarah war unfähig, normal weiter zu denken oder zu sprechen. Warum sagte er das? Machte es ihm Spaß, ihr Angst zu machen? Er hatte das letzte Fünkchen Hoffnung von ihr, in ein normales Leben zurückzukehren, zertreten. Vielleicht ahnte er nicht einmal, was er angerichtet hatte. Mühsam hielt die Depressive bis zum Ende der Stunde durch. Danach schleppte sich Sarah zum Auto, fuhr zu ihrem Hausarzt und heulte sich bei ihm aus. Zum Schluss versicherte sie ihm, nie mehr zu diesem Psychologen zu gehen. Doktor Reimer bemühte sich, sie zu trösten. Zu Hause angekommen, sah sie zuerst in den Spiegel. „Mein Gott, der Psychologe hatte recht." Sarahs Tränen rollten unaufhaltsam, ihre letzte Kraft schien verschwunden.

Hoffnungslos

Die Kranke erinnerte sich, wie ihr jüngerer Sohn Tobias in seiner Angst über ihre Teilnahmslosigkeit Sketche von Diether Krebs auflegte. Er wollte, dass sie einmal wieder fröhlich lachen würde, so wie früher, wenn es seine Mutter dabei schüttelte, bis ihr die Tränen liefen.
Regungslos starrte sie auf den Fernseher. Die Sketche zogen an ihr vorbei. Wieso hatte sie früher darüber gelacht? Nach einiger Zeit stand Sarah vom Fernsehen auf und ging ins Bett. Was sie da wollte, wusste sie auch nicht.
Tobias war fassungslos. Das war nicht seine Mutter, die locker in der Öffentlichkeit gestanden hatte und Aufgaben mit Charme löste. Wenn er an ihre großen Bälle dachte, bei denen er immer dabei sein durfte und eine Aufgabe übernahm, konnte er nicht glauben, dass das die Gleiche war. Die Anerkennung, die sie bei diesen Veranstaltungen erfuhr, hatten ihm imponiert. Manchmal bedrückte sie ihn sogar, weil er nicht über ihre Selbstsicherheit verfügte und es wesentlich schwerer hatte, erfolgreich zu sein. Aber wenn er sie jetzt sah, wünschte er die alten Zeiten zurück. Es machte keinen Spaß mehr, nach der Schule nach Hause zu kommen.
Nach Wochen des vergeblichen Wartens auf eine Besserung gab Sarah auf. Die Trostlosigkeit ertrug sie nicht mehr und beschloss, diesem erbärmlichen Leben ein Ende zu bereiten. Sarah goss sich einen großen Weinbrand ein, stürzte ihn hinter, goss sich einen zweiten nach, legte die Schlaftabletten neben sich und malte sich schon halb benebelt aus, wie schön es wäre, für immer einzuschlafen. Kein sinnloser Tag würde mehr über sie hereinbrechen ...
In ihre Träume hinein klingelte das Telefon. Zuerst ließ sie es klingeln. Dann taumelte Sarah benommen an den Apparat und nahm den Hörer ab. Ihr Sohn war dran. Ihr Großer, der sein Chemiepraktikum für ein halbes Jahr in Guatemala machte. Als Andreas anfing zu sprechen, begann sie zu

weinen. Sarah fühlte sich erwischt. Sie war unfähig, auch nur ein einziges Wort herauszubringen und schluchzte zum Gotterbarmen. Ihr Sohn flehte verzweifelt: „Bitte Mutti, nun sage doch etwas, bitte, gleich ist mein Geld alle." Und dann brach das Gespräch ab. Sarah ahnte nicht, dass ihr Sohn seine letzten sechzig Mark ausgegeben hatte, nur um mit ihr zu sprechen, dass er nach dem Telefonat ziellos und verzweifelt durch Guatemala-City gelaufen war.

Die Kranke sah bitter auf den Telefonhörer und wusste auf einmal, dass sie von dieser verdammten Welt nicht verschwinden durfte – wegen ihrer Söhne. Beide waren auf sie fixiert, weil sie häufig mit ihnen allein gewesen war. Tobias war noch so unfertig und Andreas hatte ein inniges Verhältnis zu ihr. Es war zum Verzweifeln, dass sie sich nicht frei entscheiden konnte. Sie sah keine Chance, aus ihrem Elend herauskommen. Wie schön wäre es, mit einem Auto gegen einen Baum zu fahren. Einen Unfall müsste sie vortäuschen. Was aber, wenn das nicht klappte und sie zu einem Krüppel würde? Sarah legte sich ins Bett zurück. So ein mieses Leben! Und sie konnte nicht weg.

Endlich, zu einem klaren Gedanken fähig, entschied sie, ihren Arzt aufzusuchen. Sie erzählte ihm, wie gerne sie Schluss machen würde. Doktor Reimer telefonierte mit der Städtischen Psychiatrie, um dort einen Platz für sie zu besorgen. Er war in Sorge, dass es bei ihr sonst doch zu einer Kurzschlussreaktion kommen könnte. Sarah schleppte sich nach Hause, packte irgend etwas zusammen und fuhr mit einer Taxe ins Krankenhaus.

Die Geschlossene und die Offene

Als Sarah im Krankenhaus eintraf, waren in der offenen Abteilung alle Betten belegt, deshalb wurde sie in die geschlossene eingewiesen. Ihr wurde übel, als sie das hörte. Beim Betreten der Abteilung puckerte ihr Herz zum Zerspringen. Als sie aber den zugewiesenen Raum sah, war es mit ihrer gespielten Beherrschung vorbei. Ein kleiner Käfig, in den man durch große Scheiben von außen – schon vom Korridor aus – hinein sehen konnte. Die Tür ließ sich von innen nicht öffnen. Damit sie nicht zufiel, und die Kranke sich frei bewegen konnte, hatte man eine Stoffrolle zwischen Türrahmen und Tür geklemmt. Mitten im Raum stand ihr Bett. Für jeden, der vorbeilief, sichtbar. Als Sarah auf den Flur hinaustrat, glaubte sie, es zöge ihr die Beine weg. Im Flur saßen Kranke, deren Äußeres ihr Angst machte. In ihrem eleganten weißen Wollkleid wirkte Sarah wie ein Fremdkörper, der einfach nur lächerlich war. Entsetzt drehte sie sich um und wollte sich in ihr Zimmer zurückziehen. Kaum war sie drin, spürte sie, dass es nichts „zum Zurückziehen“ gab. Sie kauerte sich aufs Bett, unfähig sich in diesem Käfig hinzulegen. Als Sarah zur Toilette musste, verkniff sie sich das. Diesen Flur betrat sie nicht noch einmal. Den Kopf in die Hände gestützt, wartete sie auf ein Wunder. Als der diensthabende Arzt eintraf, redete er beruhigend auf sie ein und versicherte, sein Möglichstes zu tun, um sie so schnell wie möglich im offenen Bereich unterzubringen. Nach eineinhalb Stunden konnte Sarah die geschlossene Abteilung verlassen und ein Einzelzimmer in der Offenen beziehen. Erleichtert ließ sich die Kranke auf ihr neues Bett fallen und glaubte wieder einmal, dass es nun endlich vorwärts gehen müsse.

Die Freude war kurz, weil ihr Zimmer ein Fenster zu einer der befahrensten Straßen der Stadt hatte. Früh um vier Uhr holperten die ersten Laster um die Kurve. Dieser Krach ließ sich auch mit Schlaftabletten nicht abstellen. Der Schlaf blieb aus. Allerdings war das nicht ihr einziges Problem. Als Individualistin war sie nicht fähig, vielleicht auch nicht willens, sich in das Krankenhaussystem einzuordnen. Beim Frühstück begann ihr Elend und setzte sich bei der Therapie fort. Wenn Sarah morgens den Speiseraum betrat, war sie schon satt, weil die Atmosphäre sie anekelte. Etliche

Patienten schlurften in Pantoffeln, Jogginganzügen und mit verschlafenen Gesichtern herein. Sarah betete, dass die sich nicht an ihren Tisch setzen mögen. Die Gier, die manchen schon beim Essenzusammentragen im Gesicht stand, stieß sie ab. Wenn sie dann auch noch sah, wie hastig sie es in sich hineinschaufelten, verging ihr der letzte Appetit. Die Gespräche am Tisch langweilten sie. Sarah fragte sich, warum sie das mit anhören musste. Das Schlimmste von allem aber war der Küchendienst. Das bedeutete, nach dem Essen das Gematschte der anderen von den Tellern zu holen und abzuwaschen. Es schüttelte sie vor Ekel. Gerne hätte sich Sarah dagegen gewehrt. Aber sie hielt den Mund, weil es ihr bestimmt als Arroganz ausgelegt würde. Ein Hohn war, dass dieser Küchendienst auch noch als Therapie bezeichnet wurde.
Die Tage im Krankenhaus waren genauso freudlos wie die zu Hause. Auch dort lag sie meistens nur herum und starrte vor sich hin. Wenn sie wenigstens in der Lage gewesen wäre zu lesen oder Musik zu hören. Nichts ging, weil sie keine Kraft hatte. Das Radio, das ihr Jürgen von zu Hause mitgebracht hatte, schaltete sie nie ein.
Sarah erhielt von etlichen Vertretern ihrer Vereine Besuch. Mit Blumen, kleinen Geschenken und teilnahmsvollen Gesprächen wollten sie ihr Mut machen. Trotzdem freute sie sich kaum darüber, weil sie keinem in dieser hilflosen Lage begegnen und zugeben wollte, wie schlecht es ihr ging. Am Schönsten war es, wenn ihre Sekretärin, ihre Maren, sie besuchte. Die war ihr Tochter und Freundin zugleich. Vor der setzte Sarah keine Maske auf, weil sie ihr vertraute. Diese junge Frau gehörte zu ihren Lichtbringern. In ihrer Gegenwart konnte sie kurzzeitig ihr Elend vergessen.
Die angebotenen Therapien im Krankenhaus erreichten Sarah nicht. Im Gegenteil, einige nervten sie derart, dass sie sich sogar querstellte. Ihr waren aber auch Beschäftigungen angeboten worden, die sie bis heute nicht verstehen konnte. So sollte Sarah mit einer Gruppe von Kranken, deren geis-

tiges Niveau erschreckend war, die „Bremer Stadtmusikanten“ spielen. Schon als sie den Übungsraum betrat und die Patientengruppe sah, überlegte sie, ob es nicht besser wäre, sofort kehrt zu machen. Sie blieb dann doch, um nicht gleich aus der Reihe zu tanzen.

Das war nicht klug, weil es schlimmer kam, als erwartet. Die Therapeutin schlug vor, zuerst einmal den Text zu lesen, um ihn hinterher ordentlich spielen zu können. Von den Bedauernswerten waren einige überhaupt nicht in der Lage zu lesen. Sie stolperten mühsam durch den Text und wurden von der Therapeutin mit lobenden Worten angespornt. Mit den Leseversuchen verging eine halbe Stunde. Das war Sarah zu viel. Sie fragte sich, wer den wunderbaren Einfall gehabt hatte, sie in diese Runde zu schicken und verließ den Übungsraum. Sie war sich sicher, dass sie den anderen schon mit ihrer bloßen Anwesenheit und ihrem abweisenden Gesicht den Spaß verdarb.

Während die Kranke die Treppen herunterstolperte, ärgerte sie sich erst richtig über die Zumutung, sie in eine solche Gruppe zu stecken. Das hatte nichts mit ihrer Einstellung zu Märchen zu tun. Sie mochte welche. Das war aber kein Grund, sie auf so ein solches Niveau drücken zu wollen. Als Sarah Jürgen abends ihr Leid klagte, fragte er: „Warum hast du nicht einfach mitgemacht und den Hund gespielt? Ich hätte mir einen Spaß daraus gemacht.“ Ein toller Vorschlag! Auf so eine Idee konnte nur ein Gesunder kommen. Um sich einen Spaß zu machen, musste man locker und souverän sein. Aber gerade das war ihr abhanden gekommen!

Die Depressive fühlte sich auf der Krankenstation wie ein Fremdkörper und glaubte, dass diese Abwehr ihre Kräfte wachsen ließ. Sie war sicher, ihrer Gesundung schon ein entscheidendes Stück näher gekommen zu sein und wollte entlassen werden.

Es war keine Heuchelei, wenn sie den wenigen Kranken, mit denen sie überhaupt Kontakt pflegte, erzählte, dass es ihr schon besser ginge als vorher. Und wenn Sarah hinzufügte, dass sie deshalb um ihre Entlassung bitten werde, erntete sie ungläubiges Staunen. Was?!, nach so kurzer Zeit, nach einer reichlichen Woche? Das konnte nicht gut gehen! Sarah ließ sich davon nicht beirren. Jawohl, es ging ihr besser! Schneller als gedacht, näherte sich die Entschlossene ihrem Ziel – der Entlassung.

Wieder einmal stand eine Beschäftigung auf dem Programm. Und wenn auch nicht gerade hochmotiviert, kam die Genesende doch verhältnismäßig locker in den Raum und wartete auf das, was kommen würde. Zu Sarahs Entsetzen kam eine Psychologin herein, die sie durch ihre Arbeit im Wohlfahrtsverband kannte und nicht mochte. Es war ihr unerträglich, ausgerechnet dieser Frau in einem so hilflosen Zustand zu begegnen. Als die Patientengruppe Platz genommen hatte, erteilte die Psychologin die Aufgabe, ein Comic zu zeichnen. An jeder Seite des Tisches saßen vier Patienten. Der erste sollte mit seiner zeichnerischen Vorgabe ein Thema festlegen, die nächsten hatten es fortzusetzen. Den Anfang machte eine Patientin, die ein Strichmännchen malte, ihm einen Regenschirm in die Hand drückte und es aus großen dicken Wolken regnen ließ.

Sarah war die Zweite in ihrer Gruppe. Sie malte in etwa die gleiche Figur, setzte eine halbe Sonne hinzu und warf in ihrem Bild den Regenschirm auf die Erde. Danach verschloss sie ihr Gesicht. Als die Gruppe mit ihrer Arbeit fertig war, forderte die Psychologin, dass jeder seine Zeichnung erklären sollte. Sarahs Vorgängerin begann und erklärte, warum sie ihr Bild so und nicht anders gemalt hatte. In Sarah aber sträubte sich alles dagegen, gerade zu dieser Therapeutin über ihre Hoffnungen zu sprechen und zuzugeben, wie sehr sie sich nach Licht und Sonne in ihrem Leben sehnte. So verlor sie kein Wort über ihre Zeichnung, sondern sah nur kurz ablehnend hoch.

Die Psychologin hätte diesen Widerwillen spüren müssen. Ob sie es nun nicht konnte oder wollte, war für Sarah nicht erkennbar. Auf alle Fälle bestand sie darauf, eine Erklärung zum Bild zu bekommen. Die Kranke sagte ihr, dass sie keine Lust hätte, darüber zu sprechen und man schließlich sehen könne, was sie gemalt habe. Als Sarah nach dieser Beschäftigung den Oberarzt im Flur traf, bat sie ihn um ein Gespräch. Der sagte, dass sich das gut träfe, da er auch mit ihr hatte reden wollen.

Sarah teilte ihm mit, dass sie die Klinik gerne verlassen würde, da sie glaube, langsam wieder gesund zu sein. Der Arzt hatte nichts dagegen einzuwenden. Sie nähme, so sagte er, ihre Methoden im Krankenhaus wohl nicht richtig ernst und deshalb sei es für beide Seiten besser, wenn sie sich trennen würden. Sarah bestätigte ihm seine Vermutung und so schieden sie in friedlichem Einvernehmen.

Am Gründonnerstag verließ sie die Klinik. Gerade noch rechtzeitig, um mit der Familie Ostern feiern zu können.

Ostern 1994

Feiern, welch ein Hohn für das Osterfest 1994!

Sarah hatte in der Geborgenheit des Krankenhauses ihre Kraft völlig überschätzt und war den Anforderungen eines Haushaltes überhaupt nicht gewachsen. Hilflos bemühte sie sich, wenigstens ein bisschen Gemütlichkeit in die Wohnung zu bringen. Obwohl ihr jüngerer Sohn und ihr Mann wussten, dass sie aus der Klinik kam, hatten sie nicht geahnt, wie kraftlos sie sein würde. Die Situation entsetzte beide. Nach einigen wenigen Handgriffen legte Sarah sich immer wieder hin und starrte an die Decke.

Zu allem Unglück hatten sie auch noch ihre geistig verwirrte Mutter – wenigstens für einen Tag – aus dem Altersheim holen müssen. Die verstand nicht, warum Ostern nicht wie sonst gefeiert wurde. Warum waren denn keine Ostereier versteckt, sondern lagen nur in einem Nest auf dem Tisch? Und warum legte sich ihre Tochter immerzu hin?

Sarah wollte die Mutter anschreien, wusste aber, wie sinnlos

das wäre, weil sie es ohnehin nicht verstanden hätte. Den letzten Rest gaben ihr jedoch deren Reaktionen. Sie glaubte verrückt zu werden, wenn ihre Mutter plötzlich unmotiviert vom Stuhl hoch sprang, erschreckt um sich sah, „Kronprinz Harald" oder etwas ähnlich Sinnloses in den Raum rief, um sich danach wieder hinzusetzen.
Solche Attacken hatte Sarah schon als Gesunde kaum ausgehalten! Jetzt glaubte sie, wahnsinnig zu werden. Deshalb betete sie: „Lieber Gott, gib mir die Kraft, das zu ertragen."
Das war doch nicht nur Gerede gewesen, als sie im Krankenhaus sagte, sie könne ihr Leben wieder meistern. Mit jeder Stunde, die sich Sarah dem Ende des Osterfestes näherte, wurde ihr bewusster, wie krank sie war. Sie war nicht arbeitsfähig. Trotzdem wagte sie nicht, mit ihrem Mann darüber zu sprechen. Sie fürchtete sich vor seiner Reaktion.
Gegen Abend teilte sie Jürgen stockend mit, dass sie es nicht schaffen könne, wieder zu arbeiten. Er wollte das nicht hören, sondern bat sie, es doch wenigstens zu versuchen. Am Dienstagmorgen wusste Sarah schon beim Aufstehen, wie sinnlos der Anlauf war, weil sie sich nur mit Mühe auf den Beinen hielt. Aber wie sollte sie das ihrem Mann erklären, der es nicht wissen wollte? Verzweifelt bemühte sie sich, ihre Kraftreserven zu mobilisieren und schleppte sich zur Arbeit. Ihre Bauchlandung war vorprogrammiert.
So, und nun musste sie also wieder in eine Klinik einziehen.

Sarah spürt, dass sie nicht mehr schreiben kann und eine Pause braucht. Sie steht von ihrem Schreibtisch auf, geht durch die Wohnung, bis sie sich in die wärmende Sonne auf den Balkon setzt. Es ist wirklich kühn von ihr, sich an dieses Thema heran zu wagen. Kann sie das...? Kann sie es wirklich wagen, ehrlich über diese Hölle und ihr eigenes Versagen zu schreiben, bloß weil es ihr endlich besser geht? Sie darf nicht vergessen, dass sie es gerade erst jetzt – nach sechs Jahren – mühsam geschafft hat, diese Krankheit abzustreifen... und dass sie noch immer Antidepressiva nimmt.

Ist es eine Mission, die sie drängt, um den Depressiven und den ihnen Nahestehenden zu helfen? Oder was ist es? Sie muss sich ja nicht äußern!
Wieder überlegt Sarah, ob sie Fremden Einblicke in diese zersetzende Krankheit gewähren soll und vor allem, ob sie es schaffen kann, ohne dabei erneut in die Knie zu gehen. Unentschlossen macht sie sich an einige Hausarbeiten, bis sie einen Entschluss fasst. Sie wird einen Brief an ihre Freundin Jane schreiben, die sich ebenfalls seit Jahren mal mehr oder mal weniger erfolgreich bemüht, ihre Depressionen in den Griff zu bekommen.

Oderstadt, den 3. Juni 2000

Liebe Jane,

du wirst dich wundern, dass du eine Ewigkeit nichts mehr von mir gehört hast. Nun wird es aber höchste Zeit, weil mir vieles auf der Seele brennt.
Außerdem habe ich eine abenteuerliche Idee:
Ich will ein Buch über Depressionen schreiben. Und weil du dafür genauso eine „Fachfrau" bist wie ich, bitte ich dich, mir zu helfen.
Bevor ich aber richtig anfange, habe ich mir unsere Entspannungsmusik aufgelegt. Du weißt schon, die mit dem Vogelgezwitscher.
Es ist so wie früher, noch immer fühle ich mich in einer anderen Welt, wenn ich sie höre.
Und jetzt brühe ich mir nur schnell noch einen Tee, setze mich in meinen dreieckigen Glas-Erker, sehe auf die Oder und habe Zeit für dich ... für uns.

Staunst du, dass ich in einem Glas-Erker sitze und auf die Oder sehen kann?! Sollst du auch!

Jane, wir sind vor kurzem wieder einmal umgezogen! Als ob du es geahnt hättest, als wir vor drei Jahren in die Wunschstraße gewechselt waren und du bei der Besichtigung sagtest: „In dieser Wohnung wirst du nicht glücklich werden. Wenn eure Räume auch interessant geschnitten und schön eingerichtet sind, in dem Umfeld kann deine Seele nicht gesund werden."
Recht hattest du, aber konnte ich das zugeben, wo wir doch eben erst eingezogen waren?
Trotzdem verstehe ich auch heute, warum ich 1997 die neue Wohnung brauchte.
Ich wollte unbedingt aus der Platte raus, in der wir fünfundzwanzig Jahre gelebt hatten. Diese Enge und der mangelnde Komfort hingen mir so zum Hals heraus, dass ich glaubte, darin zu ersticken.
Das Wichtigste aber war meine Hoffnung, damit den Depressionen zu entfliehen, die mich seit Jahren im Kapplerweg, beherrschten. Du weißt, dass sich mein Wunsch nicht erfüllte.
Auch in der Wunschstraße wurde ich von Depressionen geschüttelt und fand meinen Lebensmut nicht wieder. Auch dort blieb ich, wenn ich nicht gerade arbeitete, fast nur in der Wohnung und mein Kontakt zur Außenwelt beschränkte sich auf den Blick aus den Fenstern oder vom Balkon.
Egal in welche Richtung ich sah – zerfallene Häuser.

Aber statt der versprochen Besserung durch den Vermieter, zerfiel alles weiter um uns herum.
Kurz gesagt, ich hatte genug und wollte eine neue Wohnung. Mir war klar geworden, dass die Wunschstraße nur eine teure Not-, aber keine Dauerlösung war.
Als letzte Chance für einen Ausbruch aus meinen Depressionen sah ich einen erneuten Wechsel und machte mich heimlich auf die Suche. Mein Mann durfte davon nichts wissen, weil er spontane Veränderungen nicht mag.
Ich las Annoncen, immer wieder Annoncen, bis mich eines Tages – ein Fingerzeig von oben – ein interessantes Angebot in der Zeitung finden ließ:
„Vier-Zimmer-Wohnung mit Balkon und Blick auf die Oder – Erstbezug". Das war's!
Ich spürte, meine Stunde hat geschlagen und telefonierte sofort mit der Wohnungsgesellschaft. Bereits zwei Stunden später stand ich in unserer heutigen Wohnung. Wie auf Wolken schwebte ich durch die Räume und genoss die Aussicht. Ich hätte auf der Stelle „Ja" gesagt, wenn da nicht noch Jürgen gewesen wäre.
Mir blieb nichts anderes übrig und ich rief ihn an. Mit meiner harmlosesten Stimme fragte ich meinen Mann, ob er vielleicht Lust hätte, sich „unsere neue Wohnung" anzusehen. Der stotterte irgend etwas am Telefon, kam und war sprachlos. Schließlich endete alles in einem großen Protest, weil er in der Wunschstraße gerade erst im Schweiße seines

Angesichts die wichtigsten Arbeiten geschafft hatte, wie Laminat verlegen, alle herumliegenden Kabel kunstvoll verstecken und so weiter und so weiter ...
Da ich bei meinem Entschluss blieb, stimmte Jürgen nach einer Woche zu, weil man an meiner Sturheit ohnehin nicht vorbei käme. Und heute liebt er unsere Wohnung.
Jane, wir haben unseren Platz gefunden und empfinden zum ersten Mal in unserem Leben „Wohnglück". Und ich, ich lebe wieder! Verstehst du, ich kann wieder lachen, lieben, tanzen, und sogar glücklich sein. Sicher ist die Wohnung nicht die einzige Ursache für mein wiedergefundenes Lebensgefühl, aber sie war ein wichtiges Steinchen.
Jane, die depressive Hölle hat mich freigegeben!

Und dass so etwas wirklich möglich ist, möchte ich anderen Kranken, aber auch ihren gebeutelten Nahestehenden, mitteilen. Weil ich spüre, was für ein Erklärungsbedarf über diese Krankheit besteht, weil die Gesunden nicht einmal im Ansatz ahnen, wie das ist.
Ich habe nicht gezählt, wie oft ich schon gefragt wurde, ob Depressionen wirklich so schlimm sind.
Beim letzten Mal habe ich gesagt: „Noch viel schlimmer." Und die Fragenden verstehen es nicht! Woher sollten sie auch wissen, dass es Menschen neben ihnen gibt, die in einer stillen Hölle dahin vegetieren? Keiner Lauten und Schrillen, sondern einer Engen und Luftabschnürenden.

Ich rede nicht von den Menschen, die plötzlich durch einen gewaltigen Schicksalsschlag, sei es ein schwerer Unfall, der Tod eines nahestehenden Menschen oder sonst einer Tragödie erwischt werden.
Das kann ein Außenstehender ja noch verstehen, weil es den hart getroffen hat. Sondern ich spreche von den Kranken, die für souverän gehalten werden und die mit ihrer Ausstrahlung und ihrem Erfolg andere mitgerissen haben. Von Machern und Paradiesvögeln, von engagierten, lebenslustigen Menschen, die im Licht standen und plötzlich nicht mehr bereit sind, auch nur einen Fuß vor die Tür zu setzen. Bei diesen Menschen erscheint es unfassbar, wenn sie plötzlich depressiv sind und so mir nichts dir nichts – ohne einen vernünftigen, erkennbaren Grund – zu einem Häufchen Elend werden. Die sind den Gesunden unheimlich.
Als mich ein guter Freund fragte, wie das ist, habe ich probiert, einen passenden Vergleich zu finden. Und mir fielen die Opfer von Spinnen ein.
Die Außenstehenden wissen nicht, dass sich ein seelisch Kranker langsam aber stetig mit seinen ungelösten Problemen in einem Netz von Trauer, Resignation, Mut- und Hilflosigkeit einspinnt und auch nicht begreifen kann, warum ihn fast nur noch finstere, zersetzende Gedanken beherrschen.
Er weiß nicht, warum ihn alles nach unten zieht und er sein Lachen verloren hat.
Er hat die Sprache seines Körpers und seiner Seele nicht verstanden und deshalb nicht bemerkt, dass sein

Innerstes schon lange um Hilfe schrie. Er spürte nur, dass er nicht mehr funktionierte.
Wenn sein Magen sich vor Entsetzen krümmte und wie zugeschnürt war, wenn er sich vor Rückenschmerzen kaum noch gerade halten konnte, sein Herz vor Aufregungen flatterte und mit Herzrhythmusstörungen drohte, glaubte er, sich einfach mal wieder ausruhen zu müssen.
Aber im Grunde genommen fragt sich dieser Mensch – genauso wie die Gesunden auch – was ist passiert? Warum nur geht es ihm so miserabel? Gerade noch hatte er doch die Welt mit seinen tollen Ideen eingerissen und war ganz oben.
In Wahrheit war er schon lange nicht mehr „ganz oben". Er hatte nur seine letzten Kräfte mobilisiert, um so zu scheinen, als sei er es ..., bis er spürte, dass die Luft für ihn immer knapper wurde, weil ihm die Kraft zum Atmen fehlte. Er glaubt, am Ende zu sein!
Und deshalb, weil viele Gesunde vermuten, dass Depressionen nur Schlappschwänze und Spinner erwischen, will ich mein Wissen weitergeben.
So, Jane, nun habe ich dir geschrieben, was mich bewegt.
Was meinst du, sollten wir uns dazu einmal treffen?

Ich grüße dich ganz lieb
deine Sarah

PS: Meine ersten Versuche lege ich dir mit in den Brief. Sage mir bitte deine ehrliche Meinung dazu.

Sarah liest den Brief wieder und wieder, lässt ihn bis zum nächsten Tag liegen, um ihn dann endgültig auszudrucken und zum Briefkasten zu bringen.
Vielleicht ist es sinnvoll, auch noch den Facharzt für Neurologie und Psychiatrie Dr. Eggert um ein Gespräch zu bitten. Sarah hat bei ihm in der Klinik gelegen und möchte deshalb seinen Rat einholen. Sie möchte wissen, ob sie mit ihrer Erzählweise die Situation von Depressiven richtig wiedergibt, und ob er einen Bedarf für ein solches Buch sieht. Sarah freut sich, als er zusagt.
Beim Tee trinken weiht sie Doktor Eggert in ihre Pläne ein, um ihm dann ihre ersten Seiten zum Lesen zu geben.
Der Arzt vertieft sich in ihre Beschreibung. Leider auch in die, die sie ihm gar nicht zeigen wollte, weil sie einige Methoden von Therapeuten angreift.
„Das müssten alle Therapeuten lesen, um sich die Situation eines Depressiven und die Auswirkungen ihrer Maßnahmen auf ihn zu verinnerlichen.“, kommentiert er ihre Aussagen.
Sarah staunt, statt einer beleidigten Reaktion eine solche Feststellung zu hören. Sie kommen ins Gespräch und sie freut sich, dass Doktor Eggert so ungezwungen und ohne seine fachliche Überlegenheit herauszukehren, auf sie eingeht. Ihr Zutrauen wächst und sie erzählt ihm, dass sie glaubt, Strategien entwickelt zu haben, die sie vor einem erneuten Rückfall bewahren können.
Der Arzt sieht sie teilnahmsvoll an: „Das wird schwer für Sie, weil bei Ihnen eine endogene Bereitschaft vorliegt.“ Was das genau ist, will sie wissen.
Dr. Eggert erklärt es:
***Endogene Depression** – eine von innen herauskommende Veranlagung oder auch – eine von Gott gegebene Traurigkeit*
*Bei seinen Worten wird Sarah klar, dass sie offenbar schon von Natur aus schlechte Karten hat. Wenn dann auch noch eine **Exogene** – von außen provozierte – hinzu kommt, kann das Fass bei ihr überlaufen. Aber, fährt er fort, sieht er bei ihr eher eine manisch-depressive Grundhaltung. Sarah glaubt, sich verhört zu haben und kann das Gesagte nicht begreifen. Was meint er denn damit? Sie hat sich unter manisch immer eine ausufernde Eigen-*

schaft vorgestellt. Jetzt will sie die ganze Wahrheit wissen. „Was ist Manie denn nun wirklich?"

***Manie** – unbegründet heitere Grundstimmung – strahlender Optimismus – Enthemmung*

Also den unbegründeten Optimismus will sie ja noch gelten lassen. Aber Enthemmung? Sarah ist betroffen. Der Arzt lacht: „Sehen Sie es nicht so verbissen. Etwas davon liegt schon in Ihnen drin." Ach ja? Vielleicht hat er recht. Bestimmt hat er recht, Sarah glaubt es ihm nun doch. Letztlich ist das auch gar nicht so wichtig für sie. Sie kommt wieder mit ihrer Umwelt klar und die mit ihr. Das hat sie geschafft und möchte es nicht mehr verlieren. Bevor Doktor Eggert ins Krankenhaus zurückmuss, bittet Sarah ihn, sich wieder an ihn wenden zu dürfen, wenn sie mit ihrer Arbeit weiter ist. Er signalisiert Bereitschaft. Daraufhin setzt sie sich an ihren Laptop und schreibt weiter.

Die Klinik am See

Als Sarah am Donnerstagmorgen nach Ostern ins Krankengefängnis einziehen musste, strahlte die Sonne aus allen Knopflöchern. Es schien, als wollte Petrus ihr Mut machen. Jürgen schleppte ihre Sachen zu seinem Auto. Danach hatte sie keine Ausrede mehr, warum sie nicht einsteigen wollte. Sarah sah während der Fahrt lustlos nach draußen, als sie plötzlich ein schreckliches Gefühl beschlich. Wenn sie nun in einer geschlossenen Abteilung untergebracht würde? Die Kranke sah zu ihrem Mann und bat ihn: „Bitte Jürgen, lass nicht zu, dass man mich in eine geschlossenen Abteilung sperrt. Hörst du, du musst warten, bis ich mich entschieden habe." Ihr Mann versicherte, sie nicht im Stich zu lassen.

Die Klinik lag in einem parkähnlichen Gelände. Zu DDR-Zeiten war sie die zentrale Gesundheitseinrichtung der Armee. Was Sarah in der Vergangenheit sicher beeindruckt hätte, wirkte im Jahre 1994 eher bescheiden. Die Häuser waren schlicht und hatten zwei Etagen. An der Nordseite aller Gebäude gab es einen Verbindungsgang, so dass man jede Station erreichte, ohne einen Fuß ins Freie setzen zu müssen. Bevor Sarah bereit war, an der Eingangstür zur Psychiatrie zu klingeln, musste ihr Mann noch einmal versichern, dass er warten würde, bis sie wusste, ob sie bleiben wolle.

Zaghaft drückte Sarah den Klingelknopf. Eine freundliche Schwester öffnete und ließ sie herein.

Die Einrichtung der offenen Abteilung war einfach. Das Mobiliar hatte eigentlich schon ausgedient. Der sanitäre Bereich war sauber und höchst bescheiden, aber der heutigen Zeit nicht mehr angemessen. Es gab fast nur Vierbettzimmer. Der Gemeinschafts- und Fernsehraum erinnerte an die siebziger Jahre. Trotzdem schien das innere Klima auf der Station gut zu sein. Sarah beschloss, einen Versuch zu wagen und ließ ihren Mann ohne ein Wort des Widerspruchs zurückfahren. Bis zur Aufnahmeuntersuchung blieb ihr noch ein wenig Zeit, sich umzusehen. Gleich neben ihr war der Fernsehraum. Mit Erstaunen stellte sie fest, dass schon früh um zehn Uhr einige Patienten darin saßen. Sie beschloss, ihn während ihres Aufenthaltes zu meiden. Dann wurde sie zur Untersuchung durch einen jungen Arzt gebeten. Er fragte vieles, was sie anderen Ärzten auch schon beantworten musste. Aber es quälte sie nicht, weil sie seine Art, mit ihr zu sprechen angenehm fand.

Als zum Mittag geläutet wurde, ging sie mit gemischten Gefühlen in den Speiseraum. Wenn es nur nicht so wie im vorigen Krankenhaus war! Sarah konnte ihre Mahlzeit ohne unangenehme Gesellschaft einnehmen. Sie aß nur wie ein Spatz, obwohl es schmeckte. Danach zog sie in das zugewiesene Zimmer ein. Es hatte vier Betten. Sarah gefiel, dass ihr freies Bett am Fenster stand. Mit einem vorsichtigen Blick nach rechts und links versuchte sie, sich einen ersten Überblick zu verschaffen. Neben ihr lag eine Frau auf dem Bauch, die eine äußerst schmerzhafte Untersuchung hinter sich hatte und sich nicht bewegen durfte. Bei ihr bestand der Verdacht auf multiple Sklerose. Halbstündig sahen die Schwestern nach ihr, sprachen liebevoll mit der Patientin, um ihr die qualvollen Stunden in dieser Bauchlage zu erleichtern. Sarah tat diese Anteilnahme gut, obwohl sie nicht ihr galt. In dem gegenüberliegenden Bett lag eine ungepflegte Patientin. Im Bett an der Eingangstür entdeckte sie eine besonders traurige Erscheinung. Diese Frau hatte, wie sie später erfuhr, gerade einen Selbstmordversuch mit einer Überdosis Schlaftabletten hinter sich.

Nach ihrer Bestandsaufnahme rollte sich Sarah zur Seite und hoffte vergebens auf einen Mittagsschlaf. Etwa eine Stunde hatte sie gelegen, als eine Schwester mit Kaffee und Gebäck im Krankenzimmer erschien. Sarah nahm lustlos drei Kekse und eine Tasse Kaffee. Und dann stand ein Engel in der Tür und sprach sie an: „Frau Lander, könnten Sie sich vorstellen, heute Nachmittag mit einer Gruppe von Patienten zu malen?“ Nein, das konnte sie sich nicht vorstellen. Sarah hatte von Gruppenbeschäftigungen genug. Sie wollte schon dankend ablehnen, als die liebevolle Stimme des Engels sie noch einmal erreichte und ihr das unmöglich machte. „Ist gut, ich komme,“ sagte sie und ließ sich den Weg beschreiben. Schon während sie ihre Kekse kaute, überfiel Sarah ein blödes Gefühl. Wie würden die andere Patienten sein? War es richtig, gleich am ersten Tag anzufangen? Zögerlich machte sie sich auf den Weg. Ihre Schritte wurden immer langsamer.

Als Sarah den Therapieraum betrat, hörte sie leise Musik. Das löste bei ihr ein lang vergessenes, warmes Gefühl aus. Nach und nach füllte sich der Raum. Die Patienten, die hereinkamen, wirkten alle traurig und niedergeschlagen. Der einzige Lichtblick in dieser Runde war die Therapeutin, der Engel. Sie strahlte eine so wohltuende Wärme aus, dass Sarah sich vornahm, nicht aus der Reihe zu tanzen. Das fiel ihr nicht schwer, weil nur ein Themenvorschlag gemacht wurde und die Patienten entscheiden konnten, ob sie ihn aufnehmen oder etwas anderes machen wollten.

Sarah setzte zuerst die gestellte Aufgabe um und widmete sich danach eigenen Ideen. Sie begann Sonnen zu malen, immer wieder neue große Sonnen. Ihre Sonnen mussten lachen und plötzlich spürte Sarah, wie die Starre von ihr abfiel, und ihr nach langer Zeit wieder einmal Tränen kamen. Die anderen Patienten hatten schon längst den Raum verlassen. Sie aber malte und weinte, bis sie wie aus einem Traum erwachte und benommen in ihr Zimmer zurück ging.

Bis zum Abendbrot lag sie im Bett. Nach dem Essen wollte Sarah schlafen, nur noch schlafen, weil sie erschöpft war. Aber auch hier im Krankenhaus blieb der Schlaf aus. Kaum im Bett warf sie sich von der einen Seite auf die andere, aber außer einer zitternden, den Schlaf erwartenden Angespanntheit stellte sich nichts ein. Nach dem sie die gleichmäßigen Atemzüge der Bettnachbarn hörte, ergriff sie Panik.

Verzweifelt suchte Sarah in ihrer Badetasche nach Schlaftabletten, die sie vorsorglich von zu Hause mitgebracht hatte. Die Verpackung raschelte derart beim Herausnehmen, dass die Kranke glaubte, die anderen müssten aus ihrem Schlaf hochschrecken. Vor Angst, sie endgültig zu wecken, wenn sie auch noch zum Wasserhahn ginge, würgte sie das bittere Teufelszeug trocken herunter. Pfui Deibel, war das ein Geschmack!

Als die ersten Vögel zu zwitschern begannen, gab Sarahs gebeutelter Körper endlich nach und ließ sie Ruhe finden. Die Entspannung währte nur kurz, weil die Nachtschwester hereinkam. Sie schob den Kranken vorsichtig ein Thermometer unter den Arm – mit der begütigenden Bemerkung –, dass sie gleich weiterschlafen würden. Sarah hätte brüllen können. Mein Gott, sie hatte überhaupt kein Fieber und würde bestimmt nicht weiterschlafen. Wieder rollte sie sich hin und her.

Kaum war sie ein wenig eingedruselt, als die Nacht mit einem fröhlichen: „Guten Morgään,“ endgültig beendet wurde. Es war sechs Uhr! Warum musste ein psychisch Kranker in der halben Nacht aus dem Bett?

Die Schwestern machten – sich fröhlich miteinander unterhaltend – die Betten. Mein Gott, nervte sie das! So unausgeschlafen musste sie auch noch zur Gymnastik.
Uninteressiert schwang sie ihre Arme und Beine und hoffte, dass dieser Zauber bald vorbei wäre. Danach ging es zu den Wechselduschen. Müde und unwillig, stellte sie sich abwechselnd unter das warme und kalte Wasser. Das war ja ekelhaft! Zumal das kalte Wasser besonders kalt war. Eigenartig, als sie gesund war, hatte ihr so etwas Spaß gemacht. Fast als genauso unangenehm empfand sie es, vor fremden Menschen nackt herumlaufen zu müssen. Sie wollte keinen sehen und von keinem gesehen werden. Nach diesem Start in den Tag wartete Sarah auf die erste Visite. Als der Pulk von Ärzten an ihrem Bett stand, war ihr erstes und wichtigstes Thema – ihre Schlaflosigkeit.
Sie bat die Mediziner inständig, nach einer Möglichkeit zu suchen, damit sie wenigstens nachts schlafen könnte. Bestimmt würde es ihr dann wieder besser gehen. Die Depressive hatte das Gefühl, dass die Herren Doktoren ihr Elend nicht verstanden. Wie sollten sie auch, ihnen ging es ja nicht so mies. Auf Sarahs ausdrückliches Drängen bekam sie ein Beruhigungsmittel verordnet. Sie lächelte mitleidig, da hatte sie ganz andere Geschosse dabei.
Die hatten offenbar keine Ahnung, welch geballte Ladungen der stärksten Schlaftabletten sie schon geschluckt hatte. Sarah merkte wie der Unwille in ihr hoch kroch. Sie konnte ihn nicht wegschieben und fühlte sich missverstanden. Uninteressiert nahm sie zur Kenntnis, dass sie um zehn Uhr in eine Therapie-Gesprächsrunde gehen müsse, vorher aber noch an einen Tropf käme. Es passte, dass die Schwester ihre Vene nicht traf und wieder und wieder mit ihrer Nadel daneben herumbohrte. Als Sarah endlich am Tropf hing, fragte sie sich, was sie in der Gesprächsrunde erwarten würde.
Müde und mit gemischten Gefühlen ging sie hin. Als sie die Teilnehmer sah, war es ganz aus. Die einen starrten stumpf vor sich hin, andere waren in sich zusammengesunken und

noch andere sprachen über irgend etwas Nebensächliches mit ihren Nachbarn, bis die Therapeutinnen kamen. Eine von ihnen war der Engel.
Alle mussten in einem Kreis Platz nehmen, damit sich keiner verstecken konnte. Eine der Therapeutinnen warf ein Thema auf, zu dem sich die Patienten äußern sollten. Von den Langzeitkranken nahmen drei den Faden auf. Die meisten mussten allerdings motiviert werden, um überhaupt ein Wort von sich zu geben. Die Therapeutinnen ließen sich von der Runde nicht entmutigen, sondern warfen sich so lange geschickt die Bälle zu, bis der eine oder andere Patient seine Zurückhaltung aufgab und sich am Gespräch beteiligte. Zwei der Patienten waren zum Schluss so motiviert, dass sie über eigene, sie niederdrückende Probleme sprachen.
Wenn es nach Sarah gegangen wäre, hätten sie das auch lassen können. Sie hatte ausreichend mit sich selbst zu tun. Leider konnte sie nicht aufstehen und losgehen. Mitreden wollte sie nicht, weil sie sich fest vorgenommen hatte, in dieser Runde den Mund zu halten. Sarah wusste, dass sie schnell eine Gruppe dominierte und andere glauben könnten, sie wollte sich wichtig machen. Das hätte ihr in diesem Zustand gerade noch gefehlt. Sie verließ die Therapiestunde mit den gleichen Gefühlen, mit denen sie gekommen war. Das war es nicht, wovon sie eine Heilung ihrer Seele erwartete. Nachmittags ging Sarah in den Park.
Er hatte gestaltete und naturbelassene, wilde und verschwiegene Stellen. Das bot ihr die Möglichkeit, sich zurückzuziehen und für ein Weile der Krankenhausatmosphäre zu entfliehen. Sie suchte aufmerksam, bis sie ein Fleckchen fand, wo ihr kein Mensch mehr über den Weg laufen würde. Sarah legte sich ins Gras, sah in den Himmel und fragte sich, ob das ihr künftiges Leben sein würde: Vor anderen ausreißen und nur noch mit sich allein sein können?
Am dritten Tag gab es eine Abwechslung im Programm, eine Musiktherapie. Lustlos ging sie nach dem Mittagessen hin. Sarah kam in einen mit Matratzen ausgelegten Raum. Jeder

Patient musste sich einen Platz suchen. Sie bemühte sich, eine Matte am Rand zu erwischen, weil sie es nicht ertrug, eingeklemmt zwischen anderen zu liegen. Die Therapeutin bat alle, eine bequeme Lage einzunehmen und sich ein Erlebnis vorzustellen, bei dem sie glücklich waren. Sarah konnte sich an nichts erinnern. Im Raum zog tiefe Ruhe ein.
In diese Stille hinein erklang leise zarte Musik. Sarah erreichten die Töne wie aus einer anderen Welt. Es war Musik mit Vogelgezwitscher und Meeresrauschen. Unaufdringlich sprach eine wohltuende Männerstimme dazu und lud sie zu einem musikalischen Sommerspaziergang ein.
Auf die erstarrte Seele der Kranken wirkte diese Musik und die gesprochenen Worte beruhigend. Sie fühlte, dass sie sich dieser Stimme und diesen Klängen öffnen wollte. Wenn sich ihre Seele auch nicht befehlen ließ und es ihr nicht gelang, ihre Starrheit abzuschütteln, freute sich Sarah doch schon auf das nächste Mal, als sie die Therapie verließ.
Die erste Woche in der Klinik war vorüber. Petrus hatte sich angestrengt, dem Frühling Flügel zu verleihen, so dass die Depressive im Park spazieren gehen konnte, so oft es ihre behandlungsfreie Zeit erlaubte. Nie suchte sie das Gespräch mit anderen. Sarah ließ sich von der Sonne bescheinen und wartete auf irgend etwas. So auch am siebenten Tag ihres Aufenthaltes. Als sie von dem Abendessen in ihr Zimmer zurückkam, freute sie sich, dass ihr ungepflegtes Gegenüber entlassen worden war. Das Bett war fast noch warm, als eine zierliche, dunkelhaarige Frau in das Zimmer geschoben wurde. Für einen Moment glaubte Sarah, dass es sich um eine Fehlbelegung handeln müsse. Die Neue hatte ein Gipsbein und gehörte offenbar in die Chirurgische. An das Fußende ihres Bettes legten die Krankenschwestern zwei Krücken und fragten, ob sie noch etwas für die Nacht brauche. Die Fremde lehnte ab und sah sich ruhig im Zimmer um. Kein Anflug von Lächeln erschien auf ihrem Gesicht. Es war eine beklemmende Stille eingetreten, bis Sarah sich entschloss, das Schweigen zu durchbrechen. Sie stellte sich vor

und die anderen Mitpatienten schlossen sich an. Daraufhin nannte die Neue auch ihren Namen. „Ich bin Thekla Heine." Dann war sie wieder still. Keiner drängte ihr ein Gespräch auf. Sarah freute sich, dass diese Thekla in ihr Zimmer gekommen war. Sie hätte nicht sagen können warum, es war eben so ein Gefühl.
Auch am nächsten Morgen sah die Zierliche nur schweigend vor sich hin. Nach der großen Visite stand sie auf. Es wirkte mitleiderregend, als sich dieses kleine Persönchen mit dem schweren Gipsbein durch das Zimmer bewegte. „Wie haben Sie denn das geschafft?", fragte Sarah. „Ich hatte Pech – Autounfall," entgegnete sie und sah sie dabei aus ihren goldbraunen Augen unsicher an. Man spürte, dass sie keine Lust hatte, ein weiteres Wort zu verlieren. Sarah überlegte, ob die Neue so traurig war, weil sie den Unfall gehabt hatte, oder ob sie den Unfall hatte, weil sie schon vorher so traurig war. Danach starrte auch sie wie immer an die Decke. Diese Haltung änderte sie nicht, bis sie zu ihren Behandlungen musste. Nach der Therapie flüchtete Sarah wie immer in den Park, suchte sich eine einsame Bank und ließ sich von der Sonne bescheinen.
Sarahs Mann kam überraschend zu Besuch. Als er sie endlich auf der Parkbank gefunden hatte, wirkte er gehetzt, wie immer. Es waren tausend wichtige Veranstaltungen, bei denen seine Anwesenheit unverzichtbar war, über die er andeutungsweise sprach. Na ja, sie kannte das, weil es immer so gewesen war. Während sie als Lehrerin gearbeitet und die Kinder erzogen hatte, war ihr Mann, der Ehrgeizige, auf zig Hochzeiten herumgetanzt. Zuerst hatte sie sich darüber krumm und lahm geärgert, später dann, war es ihr gleichgültig geworden.
Und so freute sie sich auch nur mäßig über seinen Besuch. Ihr Gespräch plätscherte dahin, bis ihr eine wichtige Bitte einfiel. Bei seinem nächsten Besuch sollte Jürgen ein paar Bücher von zu Hause mitbringen. Sarah wollte testen, ob sie wieder Freude am Lesen haben würde. Vorsorglich hatte sie

nur interessante Titel ausgewählt, unter anderem auch den „Holt“. Als es dunkel wurde, verabschiedeten sie sich. Ihr Mann fuhr nach Hause, und sie ging ins Krankenzimmer zurück.
Kaum lag Sarah im Bett, kam ihr die Gesprächsrunde vom Vormittag in den Sinn. Es hatte sie aufgewühlt, als einer der Patienten – Geschäftsführer eines mittelgroßen Unternehmens – in der Therapiegruppe darüber sprach, wie ihn vor Monaten Depressionen zu erdrücken drohten, von denen er nicht einmal ahnte, dass er sie hatte.

Der Geschäftsführer

Er war so hineingeschlittert, wie viele Aktive, die sich bis zum Abwinken verausgaben und dann wundern, wenn ihnen der Körper und die Seele die rote Karte zeigen. Immer von dem Gefühl getrieben, ohne sie ginge es nicht weiter, überhören sie alle Hilfeschreie ihres Körpers.
Der Geschäftsführer erzählte, dass er zur Zeit seines Zusammenbruchs zwar etwas herunter war, sich aber keinesfalls todkrank fühlte. Richtig anstrengend wurde es für ihn erst, als er auch noch Ärger mit seiner Frau bekam, weil ihm keine Freizeit für sie und die Familie blieb. Auf Grund seiner Erschöpfung war auch im Bett fast nichts mehr gelaufen. Und seine Frau war viel zu sauer, um ihn besonders zu stimulieren. Bitte, wenn er immer draußen herum hopsen musste und sich keine Zeit für sie nahm, sollte er doch zusehen, wie er klarkam. Dann würde sie sich eben einen anderen Mann suchen, auf so einen Versager konnte sie jedenfalls verzichten. Also entweder würde er seine Lebenseinstellung ändern, oder sie würde sich scheiden lassen. Seine Kinder waren verstört.
Der Geschäftsmann versprach seiner Familie, nach Beendigung des großen Auftrages kürzer zu treten. Er wollte sich dann wieder – so wie früher auch – um sie kümmern. Er bat seine Frau und Kinder inständig, ihn jetzt nicht im Stich zu

lassen und es noch einmal mit ihm zu versuchen. Endlich war es geschafft. Er hatte seine Aufträge zu Ende geführt. Nun war etwas Zeit zum Abschalten. Wieso stellte sich keine Entspannung bei ihm ein? Warum konnte er nicht schlafen? Mein Gott, er brauchte doch die Ruhe, schließlich war er fix und fertig! Nun machte auch noch sein Magen Sperenzchen und die Rückenschmerzen ließen nicht nach. Es war wirklich höchste Zeit, eine Pause einzulegen. Warum war er nur so fahrig? Er hatte doch allen Grund, sich zu freuen, zumal er zu Hause noch einmal alles herumgerissen hatte.
Statt der erhofften Entspannung stellte sich eine unendliche Mattigkeit bei ihm ein. Als sich sein Zustand nicht besserte, ging der Geschäftsführer zum Arzt, um sich durchchecken zu lassen. Die Diagnose war unfassbar! Er hatte Depressionen und würde, so sagte ihm der Arzt, Wochen, wenn nicht sogar Monate ausfallen.
Entsetzt verließ er die Praxis. Unmöglich konnte ihn so eine Krankheit erwischt haben. Eine Krankheit, die er immer nur für eine Ausrede gehalten hatte und die seiner Meinung nach nur Schlappschwänze oder Faulpelze bekamen. Er wusste nicht, wie er das seiner Frau beibringen sollte.
Sarahs Ohren wuchsen förmlich beim Zuhören. In ihr erwachte Mitgefühl für diesen Patienten. Also Männer traf es auch. Irgendwie hatte sie damit nicht gerechnet. Durch die Leidensgeschichte des Patienten wurden leider auch ihre Erinnerungen wach. Bloß nicht von der Vergangenheit einfangen lassen und in eigene, verdrängte Tiefen zurückrutschen. Wider Erwarten gelang es ihr, den trüben Gedanken zu trotzen.

Thekla Heine

Als die Schwester die Kranken kurz vor sechs mit einem fröhlichen „Guten Morgen“ weckte, hätte Sarah sich am liebsten in Luft aufgelöst, um nicht aufstehen zu müssen.

Lustlos holte sie ein Bein nach dem anderen aus dem Bett, um dann zu den Wechselduschen zu schleichen. Das kalte Wasser machte sie gegen ihren Willen wach. Als Sarah in ihr Zimmer zurück ging, traf sie im Flur ihre Mitpatientin Thekla Heine. Beide lächelten sich zaghaft zu, bevor sie – jeder in ihre Richtung – weitergingen. Der Tag schien so zu werden, wie andere auch: Essen, Untersuchungen und Behandlungen. Eine Abwechslung in den Krankenhaus-Alltag kam ungewollt durch die Neue.

Zur Mittagszeit kam die Krankenschwester herein, um Frau Heine in den Flur ans Telefon zu bitten. Sie fügte noch hinzu, dass sie leider nicht sagen könne, wer am Apparat sei, da der Anrufer seinen Namen nicht genannt hätte. Die Patientin griff zu ihren Krücken und verließ so schnell sie konnte das Krankenzimmer. Als sie zurückkam, lag ein Lächeln auf ihrem Gesicht.

Am Abend des selben Tages erhielt die Neue Besuch von ihrem Mann, einem sympathisch wirkenden, freundlichen Menschen. Er hatte einen großen Blumenstrauß mitgebracht und unterhielt sich leise mit seiner Frau. Die anderen Patientinnen lasen oder bemühten sich zu schlafen. In diese Stille hinein platzte eine Krankenschwester: „Frau Heine, bitte ans Telefon." Die Kranke errötete, murmelte eine Entschuldigung zu ihrem Mann und humpelte hinaus. Als sie zurück war, sagte sie zu ihm: „Karin hat angerufen, sie will mich morgen besuchen." Der freute sich mit seiner Frau. Dann unterhielt er sich noch ein bisschen mit ihr, drückte sie liebevoll und verließ das Krankenzimmer.

Sarah hatte die Neue beobachtet und sich gefragt, warum die so verändert wirkte. In ihre Gedanken hinein kam die Krankenschwester mit der Medizin. Sarah erhielt eine Schlafspritze, weil die Beruhigungstabletten keine Wirkung gezeigt hatten. Die half auch nicht, so dass sie nach einiger Zeit wieder eine Schlaftablette aus dem Nachtisch angelte.

Der nächste Tag war so langweilig, wie Krankenhaustage eben sind. Das einzig Ungewöhnliche war, dass sich die

Patientin Thekla Heine ausgiebig nach der Mittagsruhe schminkte. Als sie fertig war, zog sie ein Kleid an und setzte sich auf ihr Bett.
Sarah kam nicht mehr dazu, sich den Kopf darüber zu zerbrechen, warum die sich so chic machte, weil es kräftig an die Tür klopfte und sie aus ihren Gedanken hochschreckte. Ein blonder, braungebrannter Mann steckte seinen Kopf durch die Tür. Mein Gott, der machte ja jedem Filmhelden Konkurrenz. Mit seinen leuchtend blauen Augen blickte er kurz in den Raum, um dann entschlossen Frau Heines Bett anzusteuern. Einen Moment blieb er vor ihr stehen, um sie dann in seine Arme zu nehmen: „Aber Thekla, was machst du denn für Sachen?“ Er gab ihr einen Blumenstrauß, eine Tüte voller Weintrauben und bat sie: „Komm, lass uns nach draußen gehen. Natürlich nur, wenn du dir das schon zutraust.“ Sie strahlte ihn an, nickte und verschwand mit ihm. Trotz ihrer Krücken schien eine erstaunliche Leichtigkeit über sie gekommen zu sein.
Sarah wunderte sich nicht als Einzige. Auch die Mitpatientinnen hielten den Atem an. Also ihr Mann war das nicht, das wusste man ja. Und wie ein Verwandter wirkte er auch nicht. Nach langer Zeit wurde Sarah wieder einmal neugierig. Da sie keine Chance sah, ihre Neugier zu stillen, ging sie mit dem „Holt“ nach draußen. Sie wollte sehen, ob sie wieder lesen konnte. Aufmerksam suchte sie sich ein stilles Plätzchen in der Sonne, breitete ihr Badelaken aus, streifte die Jacke ihres Jogginganzuges ab und legte sich auf den Bauch. Sie öffnete ihr Buch. Das war die Stunde der Wahrheit. Sarahs Augen wanderten die Seite herunter, ohne den Text zu erfassen. Sie begann von vorne und zwang sich, einige Seiten zu lesen. Als sie erkannte, dass sie die Buchstaben nur mechanisch aneinander reihte, ohne damit einen Inhalt zu verbinden, war sie enttäuscht. Lesen konnte man das nicht nennen. Nein, wirklich nicht! Traurig klappte die Kranke das Buch zu, schloss die Augen und fragte sich, ob sie jemals wieder normal leben würde. Sarah blieb noch

ein wenig in der Sonne. Als es kühler wurde, ging sie in das Krankenzimmer zurück. Auch Thekla Heine war wieder da. Sie hatte ein Lächeln im Gesicht und stopfte sich versonnen die mitgebrachten Weintrauben – eine nach der anderen – in den Mund.

Eine Woche war vergangen, seit die Neue in das Krankenzimmer eingezogen war. Nach der Mittagspause sprach Thekla Heine Sarah an: „Gehen Sie heute wieder in den Park?", bittend fügte sie hinzu: „Würden Sie mich mitnehmen?" Sarah war einverstanden, weil sie die Dunkelhaarige mochte. Kaum waren beide an der frischen Luft, beschlossen sie etwas weiter – bis an den nahegelegenen See – zu gehen. Thekla hatte es vorgeschlagen, weil sie inzwischen schon recht gut mit ihren Krücken lief. Sie suchten sich eine freie Bank am Wasser, setzten sich und beobachteten die Enten, bis Thekla die Stille unterbrach: „Wissen Sie, Frau Lander, was die anderen über mich denken, ist mir so ziemlich egal, aber auf Ihre Meinung lege ich Wert. Deshalb möchte ich Ihnen erzählen, was mit mir los ist."

Als Sarah ihr aufmunternd zunickte, begann sie. „Ich kann nicht mehr alles in mich hineinfressen, ohne mit jemandem darüber zu sprechen. Und jetzt habe ich das Gefühl, als hätte Sie mir der Himmel geschickt, damit ich mich endlich einer Frau anvertrauen kann." Sie hielt einen Moment inne, bis es aus ihr herausbrach:

„Wenn meine Rechnung aufgegangen wäre, würde ich heute nicht mehr leben. Vor fünf Wochen war ich so verzweifelt, dass ich Schluss machen wollte. Endgültig! Schluss mit dieser Zerrissenheit, dem starren Blick aufs Telefon; Schluss mit dem Warten auf diesen einen Mann; Schluss mit dem ständigen Gezanke mit meiner Tochter und dem Kummer mit meinem Mann; und Schluss mit der Hoffnung, von wenigstens einem Menschen ohne „Wenn und Aber" geliebt zu werden.

Was ich auch anfasste, ging schief. Von mir, einer selbstbewussten Frau, war ein Nichts, ein Jammer übrig geblieben.

Meinem ohnehin schon länger geplanten Ende ging ein gewaltiger Krach mit meiner Tochter Anja voraus. Sie hatte mich wieder einmal mit ihrem ewigen Hinterfragen meiner Meinung in Wut gebracht. Ich schrie sie an, sie solle mich nicht fortwährend belehren und sie schrie zurück, dass ihr meine ständige Nörgelei auf die Nerven ginge. Anja lehnte mich ab, weil ich häufig mit ihrem Vater stritt und sie die wahren Ursachen dafür nicht kannte. Und ich war ohnmächtig, ihr zu erklären, warum ich so reagierte. Das konnte ich einfach nicht, wenn ich ihre Achtung vor dem Vater nicht zerstören wollte.
Danach hatte ich endgültig von diesem blöden Leben genug. Ich hatte auch keine Lust mehr, nach Lösungen zu suchen. Meine Gedanken waren schon lange darum gekreist, wie ich mich von dieser Welt verabschieden konnte, ohne meine Familie zu brüskieren. Ich hatte alle Varianten durchgespielt, Schlaftabletten, aufhängen, Pulsadern aufschneiden. Immer wäre ein Makel auf meine Familie gefallen. Bis ich glaubte, dass ein Autounfall das Beste für mich wäre.
Die anderen sollten glauben, ich wäre unvorsichtig gefahren, hätte einfach Pech gehabt. Natürlich hatte ich Angst davor. Vor diesem Krachen und Knirschen, wenn ich an den Todesbaum prallen würde. Aber ich wollte Frieden. Endlich Frieden.
Am Morgen nach dem Streit setzte ich meine Gedanken in die Tat um. Es war ein regnerischer, grauer Tag, er passte für meinen Abschied. Als mein Mann und meine Tochter aus dem Haus waren, streifte ich ein letztes Mal durch unsere Wohnung. Wenn ich auch weinte und alles, was mir gehörte mit Wehmut streifte, gab es nichts mehr, was mich hielt. Ich nahm zwei Beruhigungstabletten, legte mir die „Moldau“ auf, trank ein Glas Wein und verabschiedete mich von dieser Welt, von meinem Leben. Danach stieg ich in mein Auto, fuhr zu einer Straße, die einen ziemlich steilen Berg abwärts geht, gab Gas und steuerte voll auf einen Baum zu.
Ich hörte es noch fürchterlich krachen und scheppern. Dann

war es vorbei. Bis ich von ferne vernahm: „Frau Heine, Frau Heine, hören Sie mich." Wo war ich denn? Was war denn das? „Frau Heine, können sie mich verstehen?" Ich wollte mit dem Kopf nicken. Das ging aber nicht. Dann folgte ich der Aufforderung und sagte: „Ja." Ich schlug ganz vorsichtig die Augen auf und war im Krankenhaus. Warum war ich denn nicht tot? Das konnte doch nicht sein. Schon machte der Arzt weiter: „Frau Heine, Sie hatten einen schweren Autounfall. Wir haben für Sie getan, was wir konnten. Trotzdem haben Sie sich, neben schweren Prellungen auch noch ihr linkes Bein mehrfach gebrochen. Sie werden einige Wochen brauchen, bis Sie wieder gesund sind." Ich ließ ihn reden.

Kurz darauf kam mein Mann verstört an mein Krankenbett. Er streichelte meine Hand und redete auf mich ein: „Wie konnte denn so etwas passieren? Mein Gott, haben wir ein Glück, dass es nicht noch schlimmer ausgegangen ist. Thekla, du hättest tot sein können."

Immer wieder streichelte er mich, während ihm die Tränen über das Gesicht liefen. Was sollte ich ihm sagen? Mich überlief es siedend heiß. Ich wusste, dass ich meinem Mann nicht die Wahrheit sagen durfte. Ich versprach ihm, mir größte Mühe zu geben, bald wieder gesund zu werden. Nach dem ich etwa vier Wochen teilnahmslos in der Chirurgie gelegen hatte, konnten die Mediziner nicht mehr übersehen, dass auch mit meiner Psyche etwas nicht stimmte. Sie zogen Ärzte aus der Psychiatrie zu Rate. Die waren bereit, mich in ihre Abteilung zu übernehmen. Meinem Mann war das Recht, weil ich schon vor meinem Unfall, so trübsinnig gewesen war. Und mir war es egal."

Sarah sah mitleidig auf ihre Gesprächspartnerin. Mein Gott, die Variante mit dem Auto hatte sie auch in Erwägung gezogen. Vielleicht hätte sie ein ähnliches Schicksal getroffen? Mitten im Gespräch fragte Thekla: „Wollen wir nicht du zueinander sagen, Sarah? Irgendwie verbindet dieses du, und ich will dir etwas erzählen, was ich nur einer Frau anvertrauen kann, von der ich glaube, dass sie mich vielleicht versteht." Sarah war einverstanden, weil ihre Gesprächspartnerin eine besondere Ausstrahlung auf sie ausübte. „Ich habe dir vorhin gesagt, dass ich Kummer mit meinem Mann habe. Das war sehr vorsichtig ausgedrückt. Genau genommen ist es ein massives Problem, dass mich seit ungefähr zwanzig Jahren quält.

Vor reichlich zwanzig Jahren lernte ich meinen Mann kennen. Du hast ihn gesehen, meinen Rainer. Wir studierten damals beide Physik in Dresden. Er war vier Semester weiter als ich. Seine freundliche, aufgeschlossene Art ließ ihn unter seinen Kommilitoninnen und Kommilitonen beliebt sein. Wir lernten uns bei einem Studentenfasching kennen, tanzten und lachten viel miteinander, obwohl er eigentlich nicht mein Typ war. Mir schwebte eher so ein Recke vor, wie fast allen Frauen. Aber was sollte es, von einem solchen Prachtstück hatte ich mich gerade getrennt. Groß, breitschultrig, Maßanzüge – Student für Architektur in Weimar. Er verdrehte nicht nur mir, sondern auch anderen Frauen den Kopf. Als ich von seiner Herrlichkeit genug hatte, schmiss ich ihn raus.

Ich war also wieder allein und deshalb stand für den lustigen Rainer die Tür bei mir offen. Wir trafen uns einige Male, bis wir schließlich im Bett landeten. Unsere erste sexuelle Begegnung hätte unsere letzte sein müssen. Er war anders, ganz anders als die Männer, die ich kannte. Rainer war nicht zärtlich, eher grob, manchmal auch primitiv und vor allem auf seine Wünsche bedacht. Damals glaubte ich noch, diesen fünfundzwanzigjährigen Mann ändern zu können. Ich wollte ihm verständlich machen, dass ich Wärme und Zärtlichkeit brauchte, um ihn zu begehren. Er verstand es nicht.

Weil Rainer ansonsten ein liebevoller Mensch war, blieb ich bei ihm. Heute weiß ich, dass es naiv war zu glauben, dass sich Veranlagungen und Neigungen ändern lassen, weil wir Menschen alle irgendwie sexuell vorprogrammiert sind. Während ich von Liebe und Hingabe träumte, wollte mein neuer Freund einen ausgefallenen härteren Sex. Erschwerend kam für mich dazu, dass Rainer etwa ein Jahr mit einer verheirateten Frau liiert war, die ähnlich empfand wie er. Trotzdem hoffte ich immer wieder, dass wir es schaffen müssten, uns anzunähern.

Wir schafften es nicht, weil erfüllte Sexualität mit unseren Wünschen und Träumen zusammenhängt. Rainer war nur glücklich, wenn ich seine erfüllte und am besten auch noch leidenschaftlich. Wir trennten uns, suchten uns und bemühten uns wieder, etwas zusammenzufügen, was nicht zusammenpasst. Ich weiß nicht, warum ich mir das nicht eingestand. Vielleicht, weil ich Rainers Intelligenz, seinen Witz und seine Art mochte. Schließlich wurde ich schwanger und wir heirateten. Für unsere kleine Anja war Rainer ein liebevoller Vater. Die Wärme, die er unserer Kleinen gab, machte mich froh. Deshalb gab ich wieder seinen sexuellen Wünschen nach. Mit jedem meiner Zugeständnisse steigerte er seine Fantasien und Forderungen. Widerwillig zog ich Sachen für ihn an, die ich als demütigend empfand. Als er mich aber auch noch fesselte und mit einer Peitsche schlug, um sich zu erregen, konnte ich ihn nicht mehr ertragen. Ich schämte mich, Dinge mit mir geschehen zu lassen oder selbst mit ihm zu machen, die meinen Stolz verletzten. Mein Mann spürte in seiner Erregung von all dem nichts. Während er jubelte, liefen mir die Tränen und ich betete, dass der Spuk bald ein Ende haben würde. Wenn sich Rainer sexuell angenommen fühlte, war er nach unserem Zusammensein liebevoll und aufmerksam. Er verwöhnte mich und hatte gleichzeitig das Bedürfnis, mich sexuell zu quälen. Am Tag sollte ich seine Königin und in der Nacht seine Sklavin sein. Ich bin Wissenschaftlerin. Er musste doch begreifen, dass ich nicht in diese Rolle passe.

Als ich mich mit seinem Sex nicht mehr arrangieren konnte und wollte, grübelte ich nur noch, wie ich meinen Mann verlassen könnte. Ich fand keinen Ausweg. Statt dessen wurde ich immer unausgeglichener. Natürlich wusste Rainer worin die Ursachen lagen. Wenn ich mich von ihm abwandte, bemühte er sich, meine Zuneigung zurückzugewinnen. War ihm das geglückt, erhoffte er wieder Willfährigkeit von mir und der Teufelskreis begann von vorne. Das Schlimmste war, dass ich alles herunterschlucken musste, weil ich Rainer nicht bloßstellen wollte."

Die jahrelangen Demütigungen waren aus Thekla herausgesprudelt. Sie hielt inne: „Sarah, ich habe dir etwas anvertraut, worüber ich noch nie mit jemandem gesprochen habe, weil ich mich schäme, Dinge getan zu haben, die gegen meine Natur sind." Schon während sie diesen letzten Satz sagte, liefen ihr die Tränen über das Gesicht. „Ich bin so fertig von diesem ewigen Hin- und Her, diesem Wissen, dass Rainer eigentlich ein lieber Mann und trotzdem auch ein grenzenloser Egoist ist. Bis heute weiß ich keinen Ausweg."

Sarah nahm die zitternde Thekla in die Arme und streichelte sie. Beide saßen noch eine Weile schweigend nebeneinander und sahen auf den See. Sie hingen ihren Gedanken nach, bis Thekla hinzufügte: „Das war noch nicht alles. Während ich mich für Rainer sexuell verrenkte und mir einbildete, dass er vor Verlangen nach mir verging, hatte er für sich bereits andere Lösungen gesucht und gefunden. Er betrog mich mit Frauen, die so veranlagt waren wie er. Rainer ließ mich mit meinem Kind allein, um sich woanders auszutoben. Zu Hause aber spielte er den liebenden, treusorgenden Ehemann und ich wagte nicht auszubrechen. Als ich hinter die Abenteuer meines Mannes kam, hätte ich am liebsten alles kurz und klein geschlagen. Für diesen Menschen hatte ich mich bis zur Unkenntlichkeit verrenkt, ohne selbst Glück dabei zu empfinden. Da reichte es mir endgültig und ich wollte mich trennen, weil ich mich ausgenutzt fühlte.

Rainer wollte unsere kleine Familie nicht verlieren und bat mich inständig, bei ihm zu bleiben. Bis ich mich für den Erhalt dieser Ehe entschied, vergingen einige Monate. Ich sagte ihm aber: „Sollte mir einmal ein Mann über den Weg laufen, der mir richtig gefällt, werde ich keine Rücksicht mehr auf dich nehmen." Es dauerte einige Jahre, bis ich wirklich ausgebrochen bin. Du hast ihn gesehen, den anderen, als er mich besuchte." Sarah und Thekla blieben noch eine Weile sitzen, bis sie ins Krankenzimmer zurückgingen.

Ein Ausflug in die Freiheit

Am nächsten Tag erfuhr Sarah bei der Visite, dass sie am Wochenende Urlaub bekäme, also vom Sonnabend nach dem Frühstück bis spätestens Sonntagabend. Sie sollte sehen, wie sie in der häuslichen Umgebung klarkäme. Sarah telefonierte mit Jürgen. Der freute sich und versprach, sie pünktlich abzuholen. Bei der Depressiven stellte sich sogar ein Hauch Vorfreude ein. Sie glaubte, bei diesem schönen Wetter im Garten keine Probleme zu bekommen.
Bei ihrer Ankunft freute sie sich, dass Jürgen ihren Besuch so liebevoll vorbereitet hatte. Vorm Losfahren hatte er den Tisch auf der Terrasse für das Frühstück gedeckt, Blumen und ein lustiges Buch für sie hingestellt. Jürgen sah sie erwartungsvoll an. Sarah bestätigte ihm, wie schön sie das fand. Trotz dieses guten Starts stürzte ihr Gefühl schnell ab. Schon vor dem Mittag legte sie sich hin, weil sie keine Kraft mehr hatte. Jürgen war enttäuscht. Er hatte gehofft, dass seine Frau ihm sogar ein wenig im Garten helfen würde. Statt dessen setzte sich Sarah lustlos zum Mittag an den Tisch und stocherte im Essen herum. Das Kompott lehnte sie gänzlich ab. Nach der Mahlzeit ließ sie sich sofort wieder auf den Rasen fallen, um sich auszuruhen. Jürgen begriff das nicht und versuchte, sie zu einer leichten Gartenarbeit zu überreden. Ihr würde die Bewegung an der frischen Luft bestimmt gut tun, riet er.
Sarah reagierte wie ein Holzklotz, sah durch ihn hindurch und spürte, dass ihr Mann keinen blassen Schimmer davon hatte, wie sie sich fühlte. Sie wollte nur liegen, hin und wieder die Augen öffnen, in den Himmel sehen und vor allem ihre Ruhe. Jürgen nervte sie mit seinem Aktionismus. Und er fand, dass sich Sarah gehen ließ.

Das Wochenende schleppte sich freudlos dahin. Wenn sich auch beide bemühten, die eigenen Missempfindungen zu unterdrücken, war keiner traurig, als Sarah am Sonntag in die Klinik zurückmusste.

Der Ehemann

Nach dem Jürgen seine Frau abgeliefert hatte, brauchte er erst einmal eine Abwechslung. Er suchte sich auf der Rückfahrt ein Dorfkneipe. Belegte einen einsamen Tisch am Fenster und bestellte sich Bratkartoffeln, Sülze und ein großes Bier. Dann zündete er sich eine Zigarette an und ordnete seine Gedanken.
Warum war das Wochenende schief gegangen? War er schuld? Jürgen wusste es nicht. Eigentlich wusste er gar nichts mehr, wenn es um Sarah ging. Um seine Frau, die lebendig und selbstbewusst im Leben gestanden hatte, es liebte, sich herauszuputzen, sich selbst als Frau Elster bezeichnete, verlockend auf seine Artgenossen wirkte und immer gern vorne weg war.
Sie war noch Studentin, als er sie kennen lernte. Ihm war so manches Mal der Schweiß ausgebrochen, mit welch einer Großartigkeit Sarah ihr Studium schmiss. Selbst als sie in der Einzimmerwohnung in Berlin wohnten und der kleine Andreas geboren war, hatte sie sich nicht unterkriegen lassen, sondern tapfer im Flur an einem Campingtisch ihre Abschlussarbeit mit Bravour geschrieben. Natürlich hatte er sich über Sarah auch geärgert, wenn sie Mitmenschen, die ihr unangenehm waren, demonstrativ ihre Abneigung zeigte. Manchmal hätte er sie am liebsten dafür geschüttelt. Aber das ging natürlich nicht, sondern er musste ihr seine Missstimmung auch noch vorsichtig beibringen, weil sie völlig überreagierte, wenn man ihren Stolz verletzte.
Jürgen dachte auch an ihre Fürsorglichkeit und Parteilichkeit, mit der sie sich immer für ihre kleine Familie einge-

setzt hatte. Keiner durfte es wagen, jemanden von ihnen anzugreifen, dann fuhr Sarah ihre Krallen aus. Und sie hatte einen scharfen Verstand, mit denen sie andere durchaus niedermachen konnte. Aber hatte seine Skorpionin jemanden ins Herz geschlossen, stand sie treu zu ihm. Gesundheitlich war sie leider nie die Stabilste. Bei ihren Migräneanfällen hatte er so manches mal Blut und Wasser geschwitzt, wenn sie sich schon graugrün im Gesicht zur Toilette schleppte, um sich zu übergeben. Des öfteren war es so schlimm, dass er sie ins Krankenhaus bringen musste. Nach diesen Attacken waren ihm seine Witze über diese Krankheit – als das „Wichtiggetue" von verwöhnten Damen – im Halse erstickt.
Jürgen trank erst einmal einen großen Schluck von seinem Bier. Das war seine Sarah gewesen, die Frau, die er geheiratet hatte. Aber dieses zerfallene, menschenscheue Wesen, das musste wer anders sein. Das war nicht Sarah, sondern eine böse Karikatur von ihr, ein Albtraum. Wenn Jürgen nach der Arbeit ins Wohnzimmer kam und sie ihn nicht einmal wahrnahm, versuchte er sie mit Worten zu wecken, damit sie endlich aus ihrer Lethargie erwachte. Diese Ruhe war beängstigend und er hilflos, zu ihrem Inneren vorzudringen. Weder Verlockungen, Forderungen oder Appelle nutzen was, egal was er tat, sie reagierte nicht.
Jürgen wusste nicht, wie ihr Leben weitergehen sollte und mit wem er sich beraten könnte. Andreas war in Guatemala und mit seinen dreiundzwanzig Jahren sicher nicht der richtige Partner. Tobias hatte genug mit sich selbst zu tun und seine Geschwister schieden auch aus. Letztlich hasste er es ohnehin, andere mit seinen Sorgen zu belästigen. Nach seiner traurigen Bilanz blieb ihm nur noch, auf die Ärzte zu hoffen. Traurig beendete er seine Mahlzeit.

Zurück

Kaum hatte Sarah das Krankenzimmer betreten, als Thekla auch schon auf sie zu kam, um ihr zu erzählen, in was für eine peinliche Situation sie am Sonnabend geraten war. An diesem Nachmittag bekam sie Besuch von ihrem Geliebten. Achim war mit ihr zum Essen in ein komfortables Hotel am See gefahren. Und weil er dort auch ein Zimmer gebucht hatte, konnten sie anschließend sogar zusammen sein.

„Es war unbegreiflich. Neben ihm schienen meine Depressionen abzufallen. Verstehst du Sarah, so, als hätte ich nie welche gehabt. Mich erfasste eine große Erregtheit. Ich konnte Achim streicheln, küssen und genoss seine Männlichkeit. Einfach traumhaft. Als er mir zum Abschied sagte, dass ich eine wunderbare Frau sei und er nur staune, wie hingebungsvoll ich trotz meiner Krankheit wäre, war ich glücklich. In unserem Taumel hatten wir die Zeit verpasst und ich kam verspätet in die Klinik.

Mit Herzklopfen schlich ich mich herein und lief Maria, der diensthabenden Schwester, in die Arme.

Ich stotterte herum und wollte gerade sagen, dass ich mit meinem Mann essen war, als sie mir mitteilte, dass Rainer mich besucht und lange auf mich gewartet hatte. Zum Glück hatte ich die Ausrede noch nicht vorgebracht. Nun erzählte ich, dass meine Freundin überraschend zu Besuch gekommen und mit mir essen war. Ich log weiter, dass wir uns festgequatscht hatten, bis wir erschreckt feststellten, dass ich längst zurück sein müsste. Ich bat Maria inständig, meinen Ausrutscher nicht dem Arzt zu melden und von einer disziplinarischen Maßnahme Abstand zu nehmen. „Na gut, Frau Heine, weil es das erste Mal ist, will ich es durchgehen lassen."

Erleichtert ging ich in unser Zimmer. Als ich den großen Blumenstrauß von Rainer auf meinen Nachttisch entdeckte, war meine Freude vorbei. Ich fühlte mich nur noch mies."

Sarah konnte sich kaum auf Theklas Erzählung konzentrieren, weil sie durch ihren Ausflug mit eigenen Problemen randvoll war. So murmelte sie nur: „Da hast du ja noch einmal Schwein gehabt.“, und tauchte wieder in ihre eigenen Gedanken ab.

Mein Gott, war das Wochenende ein Reinfall. Sie hatte geglaubt, schon wieder ganz gut drauf zu sein. Nichts war mit gut drauf. Was klappte denn noch bei ihr? Schlafen konnte sie noch immer nicht. Ohne ihre heimliche Reserve an Tabletten wäre sie verloren. Mit der zugewiesenen Psychologin kam sie auch nicht klar. Außerdem, und da war sie sicher, verstand die sie ohnehin nicht. Also erzählte sie ihr nur Nebensächlichkeiten. Um eine Veränderung brauchte sie auch nicht zu bitten, weil kein anderer Psychologe zur Verfügung stand. Vieles würde sie ohnehin nur selbst lösen können. Leider wusste sie nicht wie.

Nach ihrer Bestandsaufnahme lag Sarah übellaunig im Bett und fragte sich bestimmt zum tausendsten Mal, ob das Warten auf eine Besserung irgendwann Erfolg haben würde. Ihr ganzes Leben war doch nur noch ein Warten. Worauf eigentlich? Übermächtig stieg das Gefühl in ihr auf, dieses miese Leben zu beenden. Warum tat sie diesen letzten Schritt eigentlich nicht? Woran hing sie noch? Was war ihr denn geblieben? Die Musik- und Beschäftigungstherapie beim „Engel“ und die Gespräche mit Thekla.

Selbst Besuche strengten sie an. Wenn sie bloß an die junge, dynamische Kollegin dachte, die vor einigen Tagen mit Maren bei ihr war, ärgerte sie sich immer noch. Sie hatte nicht ein Wort mit Maren allein reden können, weil sich die „neue Chefin“ ständig dazwischen drängte und das große Wort führte. Dieses wichtige und dozierende Gehabe war ihr schon als Gesunde auf die Nerven gegangen. Aber wenn es ihr früher zu bunt wurde, hatte sie das Gespräch kurzerhand abgebrochen. Ausgerechnet sie selbst hatte diese Frau aus einer Masse von Bewerbungen herausgefischt und die Einstellung befürwortet. Sie war nicht die Einzige, die mit der Überdrehten nicht klarkam.

Gerade erst vor kurzem hatte Sarah Besuch von einem Mann, mit dem sie des Öfteren Veranstaltungen organisiert hatte. Der verlangte nachdrücklich von ihr, dass sie schnellstens zurückkäme, weil er mit dieser Nervensäge nicht zusammen arbeiten wollte.
Und sie, was machte sie?
Sie grämte sich über jeden Mist und ließ sich von dieser Kollegin auch noch auf der Nase herum tanzen, statt sie in die Schranken zu weisen.

Ein Lichtblick

Gerade hielt Sarah Mittagsruhe, als es an die Tür klopfte, kurz darauf ein langer Schlaks seinen Kopf durchsteckte und hereinkam. Er sah sich suchend im Zimmer um und schwenkte einen Strauß dunkelroter Rosen durch die Luft, nach dem er sie entdeckt hatte. Er kam auf sie zu, umarmte und küsste sie. Im Zimmer hielten alle die Luft an.
Sarah strahlte vor Freude, als sie ihren lustigen, unheimlich schlanken, schwulen Freund Roland sah. Er war der Chef eines Jugendvereins, zu dem sie ein inniges Verhältnis hatte. Schnell zog sie sich ihre Sachen an – für ihren Zustand geradezu ungewöhnlich – und ging mit ihm nach draußen. Ihr Freund war so herzlich und liebevoll, dass sie sich nach langer Zeit wieder einmal wohlfühlte. Zuerst zeigte Roland ihr stolz sein neues Motorrad und lud sie dann zu einer Fahrt darauf ein.
Natürlich zögerte sie. „Ach Quatsch," sagte er, „du wirst großen Spaß daran haben. Komm." Er stülpte ihr den mitgebrachten Helm über und schon saß sie auf dem Motorrad. Sarah klammerte sich an ihn, als er eine größere Runde mit ihr durch den Ort und am See entlang fuhr. Als sie ihre Spritztour beendet hatten, lud Roland sie zu einem großen Eisbecher ein und hielt eine besondere Überraschung bereit.

Ihr Freund, der Mitglied im Vorstand ihres Dachverbandes war, teilte ihr mit, dass trotz ihrer langen Krankheit eine Gehaltserhöhung für sie beschlossen worden sei. Er hatte das nicht für sich behalten können, weil er Sarah das Gefühl wiedergeben wollte, gebraucht und geschätzt zu werden. Roland berichtete außerdem, dass alle hofften, sie käme bald wieder gesund zurück. Keiner fand so den Ton für sie, wie er. Ihr Freund ignorierte ihr Elend nicht, unterhielt sich aber wie früher mit ihr. Roland sprach über seine problematischen Jugendlichen, von denen manche nicht bereit waren zur Schule zu gehen, von anderen, die keine Lehrstelle bekamen und von Problemen, die er früher nicht hatte. Als ehemaliger Lehrer verstand er vieles nicht.
Er wollte Sarahs Meinung wissen. Sie diskutierte mit ihm wie in gesunden Zeiten und vergaß für eine kurze Zeit, dass sie krank war. Sie fühlte sich verstanden. Als Roland gegangen war, lag ein lang verschollenes Lächeln über ihrem Gesicht. Durch das kurze Glück wurde Sarah wieder aufnahmefähig für andere, auch für Theklas Probleme.
Ihrer neuen Vertrauten war inzwischen der Gips abgenommen worden. Und wenn sie sich auch noch nicht wie ein Reh bewegte, übte sie doch fleißig laufen und machte Fortschritte. Wieder einmal hatten beide das Weite gesucht, als Thekla behutsam das Gespräch auf ihre Probleme lenkte. Sie sah Sarah bittend an. Vielleicht wüsste sie einen Rat? Das glaubte die Gefragte zwar nicht, schließlich kam sie selbst mit ihrem Leben nicht klar. Aber zuhören würde sie.

Erzähl es mir, Thekla

Sichtlich erleichtert begann Thekla. „Es ist diese Häufung, weißt du, diese Ballung meiner Probleme, die mich nicht hochkommen lässt. Nicht nur das Verhältnis zu meinem Mann kreist mir durch den Kopf. Ich habe einfach nichts, woran ich mich noch festhalten kann. Häufig denke ich, dass alles, was ich beginne, daneben geht und fühle mich nur noch nutz- und wertlos. Bis zur Wende hatte ich wenigstens noch meine Arbeit, auf der ich mich bestätigt fühlte. Als ich die verlor, war es ganz aus mit mir.

Das große Werk, in dem mein Mann und ich zu Ostzeiten in der Forschung arbeiteten, war kaputtgegangen. Meinem Mann gelang es, von einem Institut übernommen zu werden. Mir nicht, und ich musste zu Hause bleiben, so wie tausende anderer Menschen auch. Diese Zwangspause war mir unerträglich.

Ich gab mir alle Mühe, eine Anstellung zu finden. Ich kann dir nur sagen: Vergiss es! Ich bettelte und bot mich an wie warme Semmeln. Wir waren zu viele, die suchten, einfach zu viele! Es dauerte nicht lange, bis ich meinen Wunsch beerdigte, in meinem Beruf als Physikerin etwas zu finden. Ich schraubte meine Ansprüche immer weiter herunter. Die Hauptsache für mich war nur noch raus aus diesem häuslichen Einerlei.

Ich habe nicht das Zeug zu einer perfekten Hausfrau und auch keine Lust, es mir anzueignen. Ich bewarb mich überall, wo ich glaubte, eine Chance zu haben. Mal war ich überqualifiziert und dann wieder zu alt. Meine Stimmung und mein Selbstbewusstsein waren schon im Keller, als mich eine gute Bekannte darauf hinwies, dass das Arbeitsamt noch einige Vermittler suche. Also schrieb ich wieder einmal eine Bewerbung, obwohl ich nicht mehr glaubte, genommen zu werden. Dabei war ich mir sicher, mit Arbeitslosen aus eigener Erfahrung gut umgehen zu können. Ich bekam tatsächlich den Job! Er füllte mich aus, wenn ich auch oft niedergeschmettert von der Arbeit nach Hause kam, weil ich wieder einmal nicht hatte helfen können.

Weißt du, Sarah, wenn eine alleinstehende Mutter vor dir sitzt, der du bloß ein paar tröstende Worte sagen kannst, bleibt ein schaler Geschmack zurück. Was mir wirklich Spaß machte, waren die unterschiedlichen Charaktere, die ich kennen lernte. Es waren nicht nur Arbeitssuchende, sondern auch Arbeitgeber, die bei mir ABM-Anträge stellten. Besonders mochte ich einen blonden Juristen, der mich mit seinen strahlend blauen Augen, schnell aus der Fassung brachte. Seine Art mich anzusehen, setzte mich außer Betrieb. Es fiel mir schwer, ihm etwas abzuschlagen. Achim Schröder kam aus den alten Bundesländern und hatte dort in der Wirtschaft als Betriebswirt und Jurist gearbeitet. Über seine Vergangenheit sprach er nur andeutungsweise. Manchmal glaubte ich, er hätte etwas zu verbergen. Schröder leitete eine Beschäftigungsgesellschaft, die in mehreren kleinen umliegenden Städten vertreten war. Wenn er in unser Arbeitsamt kam und bei mir ABM-Anträge stellte, freute ich mich, ihm helfen zu können. Ich sah seine Unterlagen immer gründlich mit ihm durch und wies ihn darauf hin, wo er vielleicht etwas noch geschickter formulieren könnte, um Erfolg zu haben. Rief er bei mir an, um sich nach ausstehenden Entscheidungen zu erkundigen, oder spazierte er sogar selbst zur Tür herein, freute ich mich unangemessen

An einem Freitag rief mich Schröder an und fragte, ob ich Lust hätte, mit ihm essen zu gehen. Er sei gerade in unserer Stadt, wolle sich gern mit mir unterhalten und mir einmal für meine Mühe danken. Ich sagte sofort zu und wusste im gleichen Augenblick, du musst verrückt sein. Für einen Moment überlegte ich, auf seinem Handy anzurufen, um wieder abzusagen. Diesen Gedanken verwarf ich sofort. Warum sollte ich auf das Treffen verzichten? Schon beim Einsteigen in Schröders Auto verflogen meine Bedenken. Es war umwerfend, neben diesem tollen Typ zu sitzen und mit ihm in ein Restaurant zu fahren.“

Selbst beim Erzählen ihrer Erlebnisse lag über Theklas Gesicht ein so bezauberndes Strahlen, dass Sarah sehen konnte, wie verliebt sie gewesen sein musste.

„Dieses Essen mit Achim war der Anfang einer Romanze in Moll. Als er mich in seinem Auto küsste, spürte ich etwas Neues, seit Jahren Vergessenes. In mir regte sich nach langem wieder einmal Verlangen nach einem Mann. Trotzdem wies ich seine ersten Annäherungsversuche zurück, weil ich Angst davor hatte. Und so stammelte ich – wie ein kleines Mädchen – immer wieder nur nein, nein, bitte nicht. Achim stellte seine Bemühungen ein, obwohl er mir signalisierte, mein Verhalten nicht zu verstehen. Ich wollte es ihm nicht erklären. Schließlich hätte ich dazu mein Sexualleben bloß stellen müssen.

Nach unserer Verabschiedung zitterte ich vor Aufregung, dass er sich nicht mehr melden würde. Als er wieder anrief, fiel mir ein Stein vom Herzen. Zunächst sprach er über ausstehende ABM-Anträge, bis er mich fragte: „Sage mal Thekla, war es dumm von mir, so schnell aufzugeben? Sei ehrlich, du wolltest länger gebeten sein?“ Mensch, können Männer blöde Fragen stellen. Ich sagte ihm, wie froh ich über sein verständnisvolles Verhalten war und fügte hinzu, dass er Geduld mit mir haben müsse. Weil ich ein Problem hätte, über das ich nicht sprechen wolle.

Achim hielt an seinem Wunsch fest, mich wieder zu sehen. Ich freute mich, war beeindruckt über sein Verständnis und hielt ihn für feinfühlig. Berauscht von seinem Aussehen und Wissen war ich mir sicher, das große Los gezogen zu haben. Eine Woche später lud er mich wieder ein. Wir trafen uns bei herrlichstem Wetter in einer Gaststätte. Nach dem Essen fuhren wir in den Wald. Als er mich zärtlich von hinten umfasste, war meine Angst verflogen. Alles lief wie von selbst. Wenn ich innerlich auch nicht wirklich gelöst war, hatte er meinen Bann gebrochen. Ich war verliebt, wie es mich schlimmer nicht hätte erwischen können. Wir sahen uns nur in größeren Abständen, aller zwei oder drei Wochen, weil Achim unglaublich in seine Arbeit eingebunden war. Trotz meiner Sehnsucht musste ich das akzeptieren.

Das ging so lange gut, bis mich eines Tages eine dickliche, etwas unansehnliche Kollegin ansprach, ob der schöne Schröder schon versucht hätte, bei mir zu landen. Irgendwie sah sie mich dabei so eigenartig an, so, als wisse sie von unserem Verhältnis. Ich glaubte, mir müsse das Herz stehen

bleiben, während ich mit der Frage abwinkte, wie sie denn auf so etwas käme? Sie machte sofort weiter, dass es Stimmen in der Abteilung gäbe, die behaupteten, der Schröder ließe keine gutaussehende Frau aus. Und etwas scheinheilig fügte sie hinzu: „Na ja, Sie haben doch häufig mit ihm zu tun.“ Ich verabschiedete mich von der Kollegin, so schnell ich konnte und zog mich in mein Arbeitszimmer zurück. Meine Beine wurden schwer und ich ließ mich auf den Stuhl fallen. Mir wurde schlecht. Das durfte nicht sein: mein Achim – ein Casanova. In meinem Kopf herrschte Leere. Längere Zeit blieb ich wie betäubt auf meinem Stuhl sitzen, bis ich mich entschloss, bei ihm anzurufen. Ich erklärte Achim, dass ich angewiesen worden sei, bei ihm unverzüglich eine Maßnahme zu überprüfen. Verdattert willigte er ein und akzeptierte die von mir vorgeschlagene Zeit – kurz vor Feierabend. Ich schwindelte, dass ich vorher andere Termine wahrnehmen müsse, weil ich ihn allein antreffen wollte.
In Schröders Büro wurde ich von seiner Sekretärin empfangen. Die balancierte auf hohen Absätzen und einem sehr kurzen Rock vor mir her, um mich anzumelden. Ihr Anblick brachte mich durcheinander. Achim spürte das und schickte sie mit der Bemerkung aus dem Zimmer, dass sie Schluss machen könne, weil unser Gespräch einige Zeit in Anspruch nehmen würde. Keine drei Minuten waren vergangen, da stöckelte sie wieder herein, um zu fragen, ob der Kaffee in Ordnung sei und sie sich nicht doch zu seiner Verfügung halten solle. Schon etwas unwillig sagte er: „Geh nach Hause, Silke. Ich brauche dich heute wirklich nicht mehr.“
Unwichtig, welchen Vorwand sie als nächstes fand, Fakt ist, kurz darauf stand sie wieder in der Tür. Selbst bei größter Harmlosigkeit war die Eifersucht der jungen Frau nicht zu übersehen. Nach Achims erneuter Aufforderung, nun aber wirklich nicht mehr zu stören, verließ sie unwillig das Büro. Kurz danach klingelte das Telefon, weil die Sekretärin meinte, unbedingt noch ein paar wichtige Termine mit ihm abstimmen zu müssen. Auf meine Frage: Wer hier eigent-

lich der Chef sei und ob er sich von allen Mitarbeitern so auf der Nase herumtanzen lasse, reagierte er gelassen: „Weißt du, die Kleine ist verliebt in mich und redet sich da etwas ein.“ Ich spürte, dass er log und sie sich nichts einredete. Aber ich wollte keinen Streit und ihn nicht verlieren, also gab ich mich mit dieser blöden Ausrede zufrieden. Nach dem wir das Dienstliche geklärt hatten, lud Achim mich zum Essen ein.

Endlich konnte ich ihn fragen, was es damit auf sich hätte, dass er allen schönen Frauen den Hof mache, wie mir im Arbeitsamt gesteckt worden sei. Er lachte und beruhigte mich: „Aber Thekla, du siehst es doch selbst: Natürlich bildet sich diese oder jene etwas ein, wenn ich freundlich zu ihr bin. Aber es ist nicht so, wie du glaubst. Ich begehre dich.“

Nach dem Essen ging er mit mir in sein Büro zurück, weil er mich unbedingt spüren wollte. Als wir sein Zimmer betreten hatten, streichelte er mich und bat: „Vergiss diesen Unsinn, versprich es mir, Thekla.“ Dann zog er mich aus, drückte mich an sich, bis ich glaubte den Verstand zu verlieren. Ich verwöhnte ihn rückhaltlos in der Hoffnung, besser zu sein, als die andere.

Schon auf der Rückfahrt hätte ich mich ohrfeigen können. Was war ich bloß für eine blöde Kuh. Statt diesen Kerl abzuweisen, hatte ich seine Zärtlichkeiten wie Brosamen aufgenommen. Stinksauer kam ich nach Hause. Meine Familie vermutete, dass ich Ärger auf der Arbeit hatte. Anja maulte sofort herum, weil meine Launen nicht mehr auszuhalten seien. Ohnmächtig war ich ihren Attacken ausgeliefert und hätte am liebsten geheult. Schließlich bekamen wir uns derart in die Haare, dass mein Mann vermittelnd eingriff. In der Zwischenzeit hatte ich solche Kopfschmerzen, dass ich keine Ausrede mehr brauchte, um ins Bett zu gehen. Ich fühlte mich nur noch elend und sah entsprechend aus. Ich musste keine Angst haben, dass Rainer über mich herfallen würde. In dieser Stimmung hätte ich seinen Sex nicht ertragen.

Nach der bitteren Erkenntnis, dass ich für Achim eine von vielen war, streikte mein Magen und ich musste mich häufig übergeben. Trotzdem ging ich weiter zur Arbeit, weil ich hoffte, dass sich mein Geliebter melden würde. Aus Angst seinen Anruf zu verpassen, verließ ich kaum noch mein Arbeitszimmer.

Mein Zustand wirkte sich auf meine Arbeit aus. Ich wurde fahrig und unaufmerksam. Oft saß ich vor irgendwelchen Akten, ohne den Inhalt zu erfassen und ließ sie dann liegen. Das ging so lange, bis mich meine Chefin zu sich bestellte, um sich zu erkundigen, ob bei mir alles in Ordnung sei oder ich vielleicht krank wäre. Ich murmelte etwas von einer vorübergehenden Krise, weil ich zu Hause reichlich Ärger hätte. Schröder rief nicht an und ich litt weiter. Mein Gleichgewicht war so aus den Fugen geraten, dass ich mich wütend fragte, warum ich nicht die Kraft fand, mich von diesem Kerl zu lösen. Pausenlos malte ich mir aus, was ich ihm alles um die Ohren hauen würde, wenn er mir über den Weg liefe. Er sollte endlich wissen, wie mies er sich zu den Frauen verhielt.

Letztlich waren das Wutattacken. In Wirklichkeit wartete ich darauf, wartete, von ihm angerufen und eingeladen zu werden. Ich redete mir ein, ihn zum Leben zu brauchen: „wie die Blume das Licht." Deshalb war ich auch sofort bereit, ihm zu helfen, als er mich darum bat. Achim war zu mir gekommen, weil er einen Termin bei meiner Vorgesetzten wollte und sie seine telefonische Bitte mit der Begründung abgelehnt hatte, dass sie dafür kompetente Mitarbeiter hätte. Er drängte mich, trotzdem noch einmal einen Vorstoß für ihn zu wagen. Schließlich gelang es mir, meine Chefin von der Wichtigkeit dieses Gesprächs zu überzeugen. Wenn ich auch zugeben muss, dass ich Bauchschmerzen dabei hatte, weil sie ausgesprochen hübsch ist.

Etwa vierzehn Tage später erzählte sie mir lachend, dass dieser Schröder wirklich etwas Besonderes sei und die Gespräche mit ihm Spaß machten. Nebenbei bemerkte sie,

dass er sie am letzten Freitag zu einem Essen eingeladen hätte. Natürlich habe sie abgelehnt, weil es ansonsten so aussehen könnte, als ob sie bestechlich sei. Trotz dieser moralischen Ohrfeige gelang es mir noch immer nicht, mich von Schröder loszureißen. Ich wartete weiter auf seine Anrufe. Manchmal griff ich selbst zum Telefon und rief unter einem Vorwand an. Ich konnte dann hören, wie überlastet er sei. Nach einem solchen Telefonat, fühlte ich mich miserabel und suchte Trost bei meinem Mann. Ich schlief mit ihm und hoffte, er könnte sich geändert haben. Das war Unsinn. Den letzten Hieb versetzte mir dann ein Wahnsinnskrach mit meiner Tochter. Ich war verzweifelt von der Arbeit nach Hause gekommen, weil sich Achim wieder nicht gemeldet hatte, wollte nur noch einen Happs essen und dann im Bett verschwinden. Als ich in den Brotkasten sah, war der leer, weil meine Tochter im Kino war, statt einzukaufen, wie abgesprochen. Eine Lächerlichkeit, aber nicht für mich. Ich explodierte und schrie meine Enttäuschung über ihre grenzenlose Faulheit heraus. Sie schrie zurück, dass ich nicht mehr zu ertragen sei. Alles sei mir zu viel und ich ließe mich nur noch gehen.
Hungrig und heulend ging ich ins Bett. Dieses Leben war nicht auszuhalten! Was wollte ich überhaupt noch in dieser bescheuerten Welt? Dann zog ich meinen Schlussstrich. Du weißt, wie es ausgegangen ist.
Kannst du mir sagen, warum der liebe Gott keine Einsicht hatte und mich weiter leben ließ?"
Die Gefragte sah Thekla mitfühlend an. Eine Antwort hatte sie nicht. Sie blieben am See sitzen, bis es dunkel wurde. Traurig liefen sie in die Klinik zurück. Ihre Mitpatientinnen hatten ihnen etwas vom Abendbrot aufgehoben.

Vier Wochen lag Sarah bereits in der Klinik, als sie das Gefühl quälte, wieder nach Hause zu müssen. Es war wegen ihrer kranken Mutter, die nicht begriff, warum sich die Tochter nicht mehr sehen ließ. Und obwohl Sarah mit ihrer weinerlichen und anderseits großtönenden Mutter nie richtig klargekommen war, schämte sie sich, wenn sie sich nicht um sie kümmerte. Es war zum Verrücktwerden, dass sie keine Geschwister hatte und deshalb alles an ihr hängen blieb, obwohl sie die Verantwortung so gerne geteilt hätte. Weil sie sich seelisch nicht in der Lage fühlte, ihre Verpflichtungen gewissenhaft zu erfüllen, lief sie permanent mit einem schlechten Gewissen herum. Deshalb bat Sarah die Ärzte am nächsten Tag um ihre Entlassung mit der Begründung, dass sie sich um ihre Mutter kümmern müsse, weil sie ein Pflegefall ist.

Die Mediziner lehnten das ab und bestanden darauf, dass Sarah sich noch stabilisieren müsse. Die Kranke wusste, wie Recht sie hatten. Dabei ahnten die nicht einmal, was bei ihr zu Hause los war. Denn über die seelischen Qualen, die sie mit ihrer Mutter verbanden, hatte sie aus Scham – auch über sich selbst – zu keinem gesprochen.

Ein böses Erwachen

Obwohl Sarah in der Regel kaum interessierte, was um sie herum passierte, konnte sie in der fünften Woche nicht mehr mit ansehen, wie Thekla unter dem Schweigen ihres Juristen litt. Wie nervös sie in der Mittagspause im Portemonnaie nach Kleingeld kramte, um ihn anzurufen, weil er sich wieder nicht gemeldet hatte.

Entweder kam sie danach bedrückt oder strahlend zurück. Sarah fand es entsetzlich, dass die Freundin es nicht schaffte, diesem Egoisten den Stuhl vor die Tür zu setzen, sondern im Gegenteil weiter auf seine Zuwendung hoffte. Wenn sie spazieren gingen, bemühte sie sich, Thekla die Augen zu öffnen. „Ich weiß, Sarah, du kannst mein Verhalten nicht verstehen. Früher hätte ich dafür auch nur ein müdes Lächeln gehabt. Aber heute ist nicht früher und ich bin schon so weit, ihn zur Not auch mit einer anderen zu teilen.“, entgegnete Thekla.

Sie riss einen kleinen Zweig vom Baum, zupfte seine Blätter ab, während ihr die Tränen liefen. „Außerdem ist Achim zurzeit so mit Arbeit eingedeckt, dass er es einfach nicht schafft, herzukommen. Lass uns nicht mehr darüber sprechen."

Theklas Mann kam regelmäßig zu Besuch, brachte ihr immer etwas Schönes mit und sprach darüber, wie sehr er sich auf ihre Rückkehr freue. Sie wusste, dass es so war und hatte trotzdem Angst vor der Freiheit. Die Umstände auf die sie zu Hause treffen würden, waren die gleichen. Da nützten alle Stimmungsaufheller nichts.

Sarah erhielt nicht halb so oft Besuch von ihrem Mann wie Thekla. Als die Freundin wieder einmal Besuch von ihrem Rainer bekommen hatte und er gegangen war, brach es aus ihr raus: „Du siehst es selbst, wie nett und liebevoll mein Mann ist. Kannst du mir vielleicht erklären, warum er im Bett so anders ist? Wie kann denn ein Mensch – wie er – sadomasochistisch sein? Ich begreife es nicht." Dann wandte sie ihr Gesicht ab und weinte.

Woher sollte Sarah das wissen. Ihr würde das auch nicht gefallen. Aber er war ja offenbar nicht der Einzige! Es gab so viele sexuelle Spielarten! Das schlimme war nur, wenn sich Menschen zusammentaten, obwohl ihre Träume und Wünsche nicht zusammen passten. Sarah konnte Thekla nicht helfen. Als die Ärzte Thekla am Mittwoch bei der Visite mitteilten, dass sie zum Wochenende entlassen würde, wurde sie ganz still. Am Donnerstag gingen sie sich zum vorletzten Mal nach der Mittagspause sonnen. Thekla erzählte, dass sie abends Besuch von ihrem Geliebten bekommen würde. Sarah hoffte, dass der ihr vielleicht die Angst vor der Zukunft nehmen könnte. Andererseits ...

Sie wusste nicht, was sie ihrer Vertrauten wünschen sollte und was gut für sie wäre. Als Thekla sich bei den Krankenschwestern für das Abendbrot entschuldigte, hatte sie schon ein leichtes Lächeln im Gesicht.

Vielleicht war es doch gut für sie? Die Zierliche machte sich liebevoll vor dem Spiegel zurecht. Als sie Sarah zum

Abschied drückte, flüsterte Thekla: „Drück mir die Daumen, Sarah. Heute ist ein besonderer Tag für mich." Noch immer ein wenig humpelnd verließ die hübsche Frau das Krankenzimmer.
Nach dem Abendbrot ging Sarah zum See, setzte sich auf eine Parkbank und dachte über die Kompliziertheit des Lebens nach. Hätte Thekla nicht einen Mann heiraten können, der sexuell so veranlagt war wie sie auch? Ob ihre Ehe dann noch in Ordnung wäre? Oder wäre sie zerschlissen und abgenutzt? Hätte sie es unter anderen Umständen geschafft, diesem Schönling zu widerstehen? Fragen über Fragen. Wenn es ihr gelänge, die zu lösen, könnte sie vielleicht der Freundin helfen. So ein Unsinn, sie war ja nicht einmal in der Lage, ihre eigenen Probleme in den Griff zu bekommen.
Nach einem Blick auf die Uhr trat Sarah ihren Rückweg an. Sie erhöhte ihr Tempo, weil sie noch duschen wollte, bevor sie zu Bett ging. Vielleicht war Thekla auch schon zurück und wollte von ihrem Macho erzählen.
Die war nicht zurück. Ansonsten lief alles wie vorgenommen. Sarah erwischte auf Anhieb eine freie Dusche. Der warme Wasserstrahl tat ihr gut. Sie fühlte sich wohl. Zurück im Krankenzimmer sah sie auf die Uhr und stellte fest, dass es schon dreiviertel Zehn war. Eine neue Sorte von Schlaftabletten lag bereits auf ihrem Nachttisch, also war die Krankenschwester schon dagewesen. Sarah schluckte das Ding und wartete vergebens auf den Schlaf. Sie begann, sich hin und her zu rollen, um endlich eine vernünftige Schlafstellung zu finden. Sarah sah auf ihre Uhr. Wie spät war es denn?
Ach, du meine Güte, schon dreiundzwanzig Uhr! Wo blieb denn Thekla? Sie konnte nicht verstehen, warum die nicht in der Lage war, diesem Kerl klar zu machen, dass im Krankenhaus Wert auf Pünktlichkeit gelegt wurde. Nun würde sie auch noch Ärger kriegen! Das raubte Sarah die letzte Ruhe. Ob sie noch eine Tablette nahm? Vorsichtig tastete sie nach ihrem Nachttisch, als sich leise die Tür öffnete und die Nachtschwester herein kam. Sie flüsterte: „Frau Lander, sind

Sie noch wach?" Als sie ein „Ja" hauchte, bat die Schwester sie, mit nach draußen zu kommen. Sie gingen ins Dienstzimmer zum Bereitschaftsarzt. Beide fragten Sarah, ob sie wisse, wohin Frau Heine hatte gehen wollen und mit wem sie sich getroffen hätte? Sarah stotterte, dass es ihres Wissens der eigene Mann gewesen wäre.
Sie erfuhr, dass es nicht so war, weil sie bei ihm schon angerufen hatten. Daraufhin zuckte die Kranke mit den Schultern. Dann wisse sie auch nicht, mit wem Thekla unterwegs war. Der Arzt entschuldigte sich für die Störung und bat Sarah in ihr Zimmer zu gehen. Beim Zurückgehen wurde ihr flau im Magen und ihre Knie weich. Sie zermarterte sich den Kopf, ob es etwas gebracht hätte, über das Rendezvous mit dem Schönling zu sprechen. Wenn sie wenigstens seine Telefonnummer hätte. Aber so, einfach die Freundin bloßstellen, das wollte sie nicht. In ihrer Aufregung nahm Sarah gleich zwei Schlaftabletten, um Ruhe zu finden.
Der nächste Morgen war im Grunde wie immer und doch ganz anders. Thekla war von ihrem Ausgang nicht zurückgekommen. Obwohl sich die Krankenschwestern um Normalität bemühten, gelang ihnen das nicht. Jeder spürte, dass etwas in der Luft lag. Sarah zitterte, wenn sie an die Freundin dachte. Mein Gott, Thekla, was ist los? Sie würde sich doch nichts angetan haben? Wenn sie nur wüsste, wie sie diesen Mistkerl erreichen könnte.
Aufgeregt lief sie hin und her. Beim Frühstück bekam sie keinen Happen herrunter. Nach dem Essen sah Sarah Theklas Mann in das Zimmer des Stationsarztes gehen.
Endlich lief eine Schwester über den Flur, die ihr besonders zugetan war. Flehentlich fragte Sarah, ob man schon wisse, wo Frau Heine sei. Die schüttelte traurig den Kopf.
In der Zwischenzeit hatten fast alle Patienten der Station mitbekommen, dass Thekla fehlte. Sie tuschelten und waren aufgeregt. Als Sarah ein Polizeiauto vor der Tür sah, war es ganz aus mit ihr. Sie zitterte wie Espenlaub und rechnete mit dem Schlimmsten. Thekla wurde bis zum Abend gesucht

und dann im See gefunden. Sie war ertrunken. Sarah war außer sich. Ihre Tränen, die so lange gefehlt hatten, rollten unaufhaltsam. Wenn sie an dieses entspannte Lächeln dachte, das Thekla beim Verabschieden im Gesicht hatte, war sie sich sicher, dass sich die Freundin umgebracht hatte. Sie war irgendwie anders gewesen als sonst, so ...
Sie konnte es nicht beschreiben.
Sarah bekam eine Beruhigungsspritze und fiel in einen bösen von Albträumen begleiteten Schlaf. Benommen wachte sie am nächsten Morgen auf. Der Blick auf das gegenüberliegende Bett drohte, ihr den Verstand zu rauben. Zu keiner ver-nünftigen Handlung fähig, begann Sarah im Nachttisch nach ihrer Cremetube zu suchen. Sie musste etwas für sich tun. Wo war die denn? Verbissen wühlte sie in dem Durcheinander. Was war das? Wo kam denn dieser Brief für sie her? Sarah öffnete ihn und erkannte, dass er von Thekla war.

19. Mai 1994

Liebe Sarah,

es ist keine schöne Aufgabe, um die ich Dich bitte, aber ich möchte, dass Du meinen Männern die Briefe schickst. Ich hätte es auch selbst getan, wenn ich wüsste, dass dieses Mal alles klappt. Aber nicht auszudenken, was wäre, wenn mein Weggehen wieder nur eine Luftnummer wird.
Wenn Du meine Schreiben findest, habe ich es geschafft.

Sarah, Du warst mir eine liebe Partnerin, aber das reichte nicht aus, um all die Freudlosigkeit zu ertragen, die mich draußen erwartet.
Ich habe keine Kraft und keinen Mut mehr, versuche mich zu verstehen, ich muss gehen.
Hoffentlich gelingt es Dir, stärker zu sein. Ich denke, Deine Situation ist auch nicht so trostlos wie meine, weil Dich draußen Menschen erwarten, die Dich lieb haben.

Deine Thekla

Ps. Ich lege Dir die Adressen mit dazu. Ich hätte, die Umschläge selbst fertig machen können. Aber zum Einen habe ich keine und zum Andern wollte ich, dass Du weißt, was ich geschrieben habe.

Psychiatrie, 19. 5. 94

Hallo, Achim,

als ich Dich kennen lernte, glaubte ich, einem außergewöhnlichen Mann begegnet zu sein.
Dein gutes Aussehen und Deine Intelligenz haben meine Fantasie angeheizt und mich motiviert, Dir viele gute Eigenschaften anzudichten.
Heute weiß ich, dass die weniger in Deinem Wesen, als viel mehr in meinen Wünschen begründet waren.

Unter Schmerzen habe ich begriffen, dass Dir bunte Glasmurmeln zum Spielen reichen,
Dich in Deiner Männlichkeit zu bestätigen.

Thekla

19. 5. 94

Lieber Rainer,

es tut mir leid, dass ich meinen Weg nicht mehr weitergehen kann.
Glaube mir, ich habe nach Lösungen gesucht, mir sind aber keine eingefallen.
Ich weiß, dass Du ein guter Mensch bist. Aber wir waren nicht in der Lage, uns so zu nehmen, wie wir sind. Wir werden uns beide nicht ändern, weil so etwas wohl mit Veranlagung zu tun hat.
Nun könnten wir uns ja trennen, damit jeder einen Neuanfang wagen kann, aber dazu fehlt mir die Kraft und der Mut.
Bitte, verzeihe mir meinen Schritt, aber ich bin müde.

Ich hoffe ganz fest, dass Du unserer Anja ein so lieber Papa bleibst, auch wenn Du eine neue Frau gefunden hast.

Ich verabschiede mich von Dir

Thekla

19. 5. 94

Liebe Anja,

ich kann nicht einfach gehen, ohne mich von Dir zu verabschieden, wenn Du mich auch nicht im Krankenhaus besucht hast.
Ich weiß, dass Du der Meinung bist, dass ich als Mutter versagt habe.
Vielleicht war es auch so, jetzt ist es ohnehin zu spät zum Streiten. Aber eines sollst Du wissen, ich wollte Dir eine gute Mutter sein. Leider habe ich es nicht geschafft, Dich davon zu überzeugen.

Liebe Anja, auch Du wirst lernen, dass im Leben manches anders ist, als wir es wahrnehmen.
Ich wünsche Dir, dass Du Deinen Weg gehst.
Und ich wünsche mir, dass es Dir gelingt, an das Verbindende zwischen uns zurückzudenken.

Ich umarme Dich ohne Groll

Deine Mutti

Während Sarahs Tränen beim Lesen rollten, fragte sie sich verzweifelt, warum sie die Situation am Donnerstag nicht erkannt hatte. Und sie fragte sich weiter, was gewesen wäre, wenn sie sie erkannt hätte. Hätte sie etwas ändern können? Sarah hatte das Gefühl, ein wenig mitgestorben zu sein. Die Briefe gab sie nicht ab, sondern organisierte Briefmarken und Umschläge und steckte die Abschiedsbriefe in den Briefkasten.

Bereits neun Jahre sind vergangen, seit Thekla tot ist. Sarah spricht mit einer Freundin über sie, nach dem sie das Kapitel beendet hat. Nach kurzem Nachdenken fragt die: „Was meinst du, ob sich deine Thekla bei den heutigen Psychopharmaka auch umgebracht hätte?"
Sarah meint nichts, weil sie so eine Überlegung noch nicht angestellt hat. Ihr selbst ging es mit den neuen amerikanischen Medikamenten auf jeden Fall wesentlich besser. Sicher hätten die auch Thekla gut getan, ob sie damit aber ihrer Hoffnungslosigkeit Herr geworden wäre, weiß Sarah nicht.

Nach dem traumatischen Erlebnis wollte Sarah nicht mehr im Krankenhaus bleiben. Die Ärzte behielten sie trotzdem noch fünf Tage zur Beobachtung da, um einen Rückfall auszuschließen. Sicherten ihr aber zu, sie zu entlassen, wenn sie stabil bliebe. Mechanisch absolvierte sie ihre Behandlungen. Oft ging Sarah in den Park, setzte sich auf ihre gemeinsame Parkbank und wusste nicht, wie sie die letzten Tage bis zur Entlassung herumkriegen sollte. Vielleicht könnte sie die Ursachen ihrer Krankheit ergründen?
Wenn sie Schlüsse für die Zukunft ziehen wollte, musste sie ihre Vergangenheit sachlich und ohne Selbstmitleid aufarbeiten. Wo aber begann sie, das Knäuel zu entwirren? In ihrer Kindheit, der gestörten Beziehung zu ihrer Mutter, ihrer Ehe, der Unfähigkeit gelassen mit Problemen umzugehen oder doch mit ihrer Arbeit?
Vielleicht fiel ihr beim Abendbrot etwas ein.

Eine zergrübelte Nacht

Eigenartig, kaum lag Sarah im Bett, drängte sich ihr die Frage auf, ob die Depressionen sie auch erwischt hätten, wenn 1989 ihr DDR-Leben in seiner alten Form weitergegangen wäre. Sie kam zu keinem Schluss.

Je mehr sie sich mühte, hinter die Zusammenhänge für ihre Erkrankung zu kommen, um so deutlicher wurde ihr, dass viele Faktoren zum Entgleisen ihrer Seele beigetragen hatten. Zum einen hatte sie die Veranlagung, Dinge zu nah an sich heranzulassen, zum anderen blieben Probleme oft ungelöst, wurden nur verdrängt und herumgeschleppt. Sarah machte sich etwas vor, wenn sie die Ursachen nur im gesellschaftlichen Umbruch, Sozialen oder der Politik suchte. Sie lagen auch im Privaten. Sie war ein Fantast und hatte deshalb zu viele Hoffnungen und Träume im Laufe ihres Lebens begraben müssen. Und 1994 waren ihre Reserven erschöpft. Das war kein Wunder. Denn bereits 1990 war ihr Inneres schmerzhaft durcheinander geschüttelt worden, als sie am Aufbau neuer Strukturen mitwirken wollte.

Sie war mit Bösartigkeiten konfrontiert worden, die sie vorher nie für möglich gehalten hätte, die sie seelisch an einen Abgrund trieben.

Sarah muss eine Pause machen. Lange hat sie überlegt, ob sie dieses finstere Kapitel ihres Lebens überhaupt noch einmal gedanklich streifen sollte.

Jetzt entscheidet sie sich dafür, weil sie weiß, dass die Seelen vieler Menschen gesund bleiben könnten, wenn sie nicht von Neidern – aus welchen Gründen auch immer – kaputtgemacht würden. Ihre Seele war nicht etwa aus Unvermögen oder Unwissenheit, nicht von irgendwelchen „bösen Wessis", sondern mit Absicht von ihren ureigensten „Brüdern und Schwestern" getreten worden. Während Sarah mit ihrer Vergangenheit hadert, denkt sie an ein Telefongespräch, das sie kürzlich mit einem Juristen führte, der seinen Verein in ihrem Wohlfahrtsverband hat. Nach dem Sarah

diese Arbeit aus gesundheitlichen Gründen aufgegeben hatte, verloren sie sich aus den Augen.
Bis ihr der Jurist kürzlich eine Broschüre über MOBBING zuschickte, die sein Verein herausgegeben hatte. Der Titel:
Hilflos bei Mobbing?

Sarah hatte das Heft weggestellt, weil sie es gar nicht erst lesen wollte. Was sollte all dieser neue Kram, was heißt denn Mobbing? Heute so beim Schreiben, fällt es ihr wie Schuppen von den Augen. Das, was sie 1990 im Sozialamt erlebte, das war Mobbing. Mobbing vom Feinsten!

Zum Abschuss freigegeben

Das Jahr 1990 – der Aufbruch in eine neue Zeit – brachte auch für Sarah eine Wende in ihrem Leben. Politik wollte sie nicht mehr nur von weitem – offiziell unkommentiert – beobachten und abwarten, was andere zustande brächten, sondern sie wollte mitmischen. Sarah hatte keine Gründe mehr, politisch auf Sparflamme zu kochen.
Gemeinsam mit anderen würde sie im Sozialen neue Maßstäbe setzen. Dafür war ihr erster entscheidender Schritt der Eintritt in die SPD, ihr zweiter die Bewerbung um die Leitung des Sozialamtes ihrer Stadt. Sarah hatte kaum Bedenken, dass etwas schief gehen könnte. Sie hatte einen Topabschluss im Pädagogikstudium, war politisch unbelastet und wusste, dass sie ungeahnte Kräfte entwickeln konnte, wenn ihr etwas wichtig war.
Was sie nicht wusste, war, dass viele andere dasselbe von sich glaubten, dass diese Aufgabe von etlichen Menschen als Ersatzlösung für einen verlorenen Arbeitsplatz angesehen wurde und, dass der Sozialdezernent der Stadt aus persönlichen Gründen mit der SPD nichts im Sinn hatte, weil er mit dem Ortsvorsitzenden dieser Partei überkreuz lag.

Sarah hatte keine Lobbyarbeit für sich geleistet, sondern voll auf ihre Überzeugungskraft und Zeugnisse gesetzt. Während sich andere Bewerber klugerweise um die Unterstützung durch den Dezernenten bemühten und extra für das Vorstellungsgespräch einen Plan zur Bewältigung sozialer Probleme in der Stadt erarbeitet hatten, glaubte Sarah, die Bewerbung locker zu einem positiven Ende führen zu können. Die Idee, dass sie nicht ausgewählt würde, kam ihr nicht. Sie wollte das Beste und war sich sicher, dass die Auswahlkommission das merken würde. Die von der Kommission gestellten Fragen zu Problemlösungen für verschiedene soziale Schwerpunkte beantwortete Sarah kurz und knapp und verwies darauf, dass ihr im entscheidenden Moment bestimmt eine Lösung einfiele. Wie sie später von ihrem SPD-Genossen erfuhr, hatte sie damit nicht überzeugen können. Es gab zumindest einen Bewerber, der an der Kommission seine sozialen Visionen vorbeiziehen ließ und damit einen besseren Eindruck machte als sie. Der wurde als Amtsleiter von den Vertretern des Auswahlverfahrens bestätigt. Sie wurde gefragt, ob sie bereit wäre, die Stellvertreterin zu werden. Nach einer kurzen Bedenkzeit sagte Sarah zu, weil sie glaubte, auch in dieser Funktion wirksam werden zu können. Wenn ein anderer besser war, dann war das eben so.

Am ersten Juli 1990 trat Sarah voller Spannung ihren Dienst an. Schade, dass sie allein – ohne den Amtsleiter – beginnen musste, weil der noch anderweitig verpflichtet war. Das Einzige, was sie über die bereits vorhanden Mitarbeiter wusste, war, dass die schon längere Zeit ohne Leitung arbeiteten. Und sie glaubte, dass die auf sie warten würden. Ihre neue Arbeitsstelle, das Sozialamt, hatte als Sitz die ehemalige Chefetage der Stasi zugewiesen bekommen. Was Sarah zunächst aufregend erschien, erwies sich bald als eine fürchterliche Schinderei. Dieses Entrümpeln von altem Kram, wie schwere Blechschränke, viele alte Ordner, und, und, und ...,

war nicht das, wovon sie geträumt hatte. Aber die Stellvertreterin hatte Glück, die wenigen vorhandenen Mitarbeiterinnen packten fleißig zu. In den Pausen saßen sie zusammen. Sarah sprach offen über ihre Freude, die sie seit der Wende beherrschte. Über das Glück, eine solche Zeit mitzuerleben und an dem Aufbau des neuen sozialen Systems teilzuhaben. Auch ihren Hass, den sie früher empfand, wenn sie an diesem Stasigebäude vorbei zu ihrer Schule lief, verschwieg sie nicht.
Sarah ahnte nicht, dass sie damit bei einigen – vormals systemnahen Mitarbeitern – den wunden Punkt traf, den sie nie wieder gut machen konnte.
Ehemänner von mehreren ihrer neuen Mitarbeiterinnen hatten vorher gutes Geld in der Stasi verdient und waren nun arbeitslos. Diese Frauen wagten nicht, ihr offiziell zu widersprechen, formierten sich aber heimlich gegen sie.

Drei Wochen hatten sie im Amt bereits hin und her gerümpelt, als es hieß, der Chef, Herr Meier, würde seinen Dienst antreten. Sarah freute sich und wollte ihm von vornherein deutlich machen, dass sie mit ihrem zweiten Platz gut leben konnte. Als der Amtsleiter in ihr Zimmer kam, begrüßte sie ihn mit den Worten: „Sie wissen es ja, Herr Meier, ich hatte mich auch um Ihre Stelle beworben. Nun sind Sie es geworden, das ist auch in Ordnung. Ich hoffe auf eine gute Zusammenarbeit." Danach streckte sie ihm ihre Hand entgegen und erwartete eine freundliche Erwiderung. Die unterblieb. Statt dessen gab es eine frostige Begrüßung. Die Stellvertreterin sah erschrocken hoch. Das war sie nicht gewohnt. Auf Grund ihrer lockeren Art kam Sarah schnell mit Menschen in Kontakt und war auf eine so offensichtliche Zurücknahme durch ihr Gegenüber nicht gefasst. Er hatte keine Dankesworte für die schwierige Entrümpelungsaktion und seinen schön vorbereiteten Raum. Nichts!
Zum ersten Mal verließ Sarah den Dienst mit einem flauen Gefühl im Magen, war unsicher und suchte Trost bei Jürgen.

Von diesem Tage an fühlte sich die Stellvertreterin keine Stunde mehr richtig wohl im Amt. Bis sie es nach einem dreiviertel Jahr erhobenen Hauptes verließ, weil sie die Atmosphäre dort nicht mehr ertragen konnte und wollte. Aber bis sie sich zu diesem Schritt durchrang, vergingen bittere, quälende Monate.
Mit dem Auftauchen des Amtsleiters formierten sich die Kräfte neu. Hatten einige der Mitarbeiterinnen am Anfang zumindest noch so getan, als sei ihnen Sarah sympathisch, waren sie nun bereit, die Karten neu zu mischen.
Das klappte auch, weil der Amtsleiter seine Stellvertreterin nicht gerade mochte. Die Freundin meinte, dass sie ihm zu stolz, zu stark, zu selbstbewusst war.
Auch die Finanzerin des Amtes, Frau Herz, ein etwas pummliges, pausbäckiges Wesen mit einer honigsüßen Stimme, witterte Morgenluft. Sie biederte sich beim Amtsleiter an, wann immer sich eine Gelegenheit bot. Nach dem es ihr gelungen war, Herrn Meier für sich einzunehmen, bemühte sie sich, für ihn unentbehrlich zu werden. Wie es schien, verband beide bald eine tiefe Freundschaft. Das wäre Sarah egal gewesen, wenn sie nicht von dem Zeitpunkt an gespürt hätte, dass sich etwas gegen sie zusammenbraute. Die Stellvertreterin erkannte zu spät, dass die von ihr völlig unterschätzte, kaum wahrgenommene Frau Herz, unvermutete Fähigkeiten an den Tag legte. Sie war nicht, die bis dahin vermutete nette, harmlose Zeitgenossin, sondern eine machtbesessene Frau. Im Grunde war Sarah ahnungslos, als das Treiben gegen sie begann.
Mobbing beginnt ja nicht mit Pauken und Trompeten, sondern leise und in aller Heimlichkeit. Unheimlich, also öffentlich, wird es erst dann, wenn sich die Mobber sicher fühlen, dass das Opfer keine Chance mehr hat, den Attacken zu entkommen. Deshalb konnte die Stellvertreterin das Tuscheln von Mitarbeitern auch nicht einordnen, wenn sie auftauchte, sondern nahm es nur wahr und fühlte sich unwohl.

Heute glaubt Sarah, dass die Ablehnung durch den Amtsleiter Früchte trug und sich auf das Arbeitsklima auswirkte. Die neu Hinzukommenden erkannten schnell, dass sie keinen Rückhalt beim Chef hatte.
Die einen ergriffen sofort seine Partei, weil es immer günstiger ist, auf der Seite des Bestimmers zu stehen. Andere bemühten sich, so zu tun, als wäre nichts. Noch andere sagten zu Sarah, dass sie die Intrigen im Amt auch widerlich fänden, sich aber raushalten würden, weil sie ansonsten als nächste in der Schusslinie stehen könnten.

Ohne ihre in der Arbeit gewonnene Freundin Monika hätte Sarah eher die Flinte ins Korn geschmissen. Die hatte das Herz auf dem rechten Fleck, arbeitete seit Jahren als Sozialfürsorgerin und lag politisch auf der gleichen Wellenlänge mit ihr. Monika war eine attraktive Frau, die für die Arbeit mit den sozial Benachteiligten geradezu geschaffen schien. Selbst, wenn sie auf hohen Absätzen und in feiner Aufmachung bei ihren Schützlingen herein spazierte, wurde sie voll akzeptiert. Ihr fürsorgliches Wesen und ihre Hilfsbereitschaft öffneten Monika die Herzen.
Wenn beide in den Pausen zusammensaßen, konnten sie trotz aller Misshelligkeiten im Amt oft herzlich lachen. Am Anfang machten sie sich sogar über die teilweise plumpen Bosheiten einiger Mitarbeiterinnen lustig.
Das ging so lange, bis die Freundin Sarah mit Nachdruck darauf hinwies, dass sie nicht länger stillhalten dürfe. Sie würde beneidet, beobachtet und wäre häufig Gesprächsthema. Sarah wollte nicht reagieren und glaubte, wenn sie die anderen in Ruhe ließe, würden die ein gleiches tun. Irrtum!, denn je weniger sie die Tratscher beachtete, um so abgehobener wirkte sie auf diese.
Als alles Ignorieren nicht half, wollte sie die Kolleginnen mit Erfolgen in ihrer Arbeit überzeugen. Sarah holte das Letzte aus sich heraus. Das war das Blödeste, was ihr hatte einfallen können, weil die Neider darauf lauerten, dass die eingebildete

Lander endlich einmal so richtig „auf die Fresse“ flöge und nicht noch mit besonderen Aktivitäten auf sich aufmerksam machte. Mit ihrem Einsatz erreichte sie eine Verschärfung der Sticheleien.

Kaum eine Dienstberatung verging, in der Sarah nicht mit bescheidener Zurückhaltung vom Amtsleiter kritisiert wurde. Wenn sie neue Ideen umsetzen wollte, etwas anstrebte, musste sie mit seinem ständigen „Wenn und Aber“ rechnen. Mit kleinlichen Bedenken, wo immer sich welche finden oder auch nicht finden ließen. Ergab sich die Möglichkeit, erhielt Herr Meier flankierende Hilfe von Frau Herz – natürlich auch in aller Bescheidenheit.

Sarah konnte gar nicht beschreiben, wie satt sie dieses Getue, diese angeblich wohlmeinenden Ratschläge der beiden hatte. Warum nur verhielt sich der Meier so. Sie hatte doch schon etliche Pluspunkte für das Amt gesammelt, ihm nie etwas getan, nur eben nicht alles abgenickt, was er sagte.

Sarah erinnerte sich an einen Mittwochmorgen im November 1990, als sie mit einigen anderen Kolleginnen eilig das Amtsgebäude betrat, weil schon früh eine Dienstberatung angesetzt war. Sie war wieder einmal auf den letzten Pfiff gekommen. Während die Mitarbeiterinnen zu Fuß in die zweite Etage stürmten, benutzte sie den Fahrstuhl. Die alte ausgeleierte Kiste blieb mit ihr stecken. Sarah machte sich keine Sorgen, weil ihr Verschwinden ja bemerkt werden musste.

Als sie den Aufzug nach einer dreiviertel Stunde verließ, stand die Amtsärztin bereit, um zu sehen, ob sie gesundheitlich in Ordnung wäre. Der Amtsleiter unterbrach nicht einmal seinen Satz, als Sarah den Raum betrat.

Für die Stellvertreterin wurde die Atmosphäre im Amt immer unerträglicher. Auch Monika hatte kaum noch Spaß, zur Arbeit zu kommen. Als die Freundin das Theater im Dienst nicht mehr aushielt, heulte sie sich bei ihrem Mann aus.

Der, ein richtiger, gesunder Handwerker, hatte irgendwann die Faxen von den Sticheleien im Amt satt.

Als er sie beide – anlässlich einer Feier des Amtes – in seinem Auto zum Veranstaltungsort fuhr, platzte es aus ihm heraus: „Wenn dieser Meier nicht endlich aufhört, Euch zu schikanieren, dann kriegt er von mir ein paar aufs Maul."
Die zweite Mitarbeiterin, auf die sich Sarah verlassen konnte, war eine Psychologin. Irina konnte in ihrer Stellung wenig passieren. Sie hielt es nicht für nötig, sich beim Amtsleiter anzubiedern. Statt dessen gab sie Sarah Tipps, wie sie mit den Intrigen am besten fertig werden könnte.
Als sich bei der Stellvertreterin zu Hause auch nur noch alles um ihren Vorgesetzten und seine Finanzerin drehte, beschwerte sie sich beim Dezernenten. Der versuchte eine Lösung durch Arbeitsteilung zu finden, weil ihm die Differenzen zwischen seinen Mitarbeitern nicht fremd waren. Sarah wurde der Alten- und Behindertenbereich zugeteilt.
Endlich konnte sie sich auf ihre Arbeit konzentrieren, statt sich in ständigen Grabenkämpfen zu verschleißen. Gemeinsam mit ihren Mitarbeiterinnen, zu denen „Gott sei es gedankt" auch Monika gehörte, engagierten sie sich für ältere und behinderte Menschen.
Häufig bekamen sie Dank und Anerkennung für ihre Leistungen von den Vertretern der Wohlfahrtsverbände, Vereinen und Einzelpersonen. Sarah glaubte, ihren Chef damit zu erfreuen. Leider schien das Gegenteil der Fall, wie Sarah anlässlich der Einweihung einer Sozialstation erfuhr.
Um pünktlich bei der Eröffnung zu sein, war sie im Auto des Amtsleiters mitgefahren. Während der Fahrt sprachen beide über die bevorstehende Veranstaltung, bis Herr Meier fast nebenher sagte: „Sie haben es gut, Frau Lander, Sie stehen doch immer in der Sonne."
Die Stellvertreterin glaubte, sich verhört zu haben und sah ihren Vorgesetzten erstaunt an: „Wissen Sie, Herr Meier, bei Ihnen stehe ich doch immer im Regen." Die Feier lief dann offenbar so, wie vom Amtsleiter befürchtet.
Während Sarah in der Dankesrede zur Eröffnung der Station liebevoll erwähnt wurde, nannte man ihn nur am Rande.

Bei diesem schwierigen Kapitel muss Sarah immer wieder einmal innehalten, um darüber nachzudenken, was sie falsch gemacht hatte. Wahrscheinlich hätte sie auf dem Absatz kehrt machen müssen, als die Sticheleien und Schikanen im Amt nicht aufhörten. Aber das war nicht ihr Stil. Sie war nicht gewöhnt klein beizugeben, hatte nie wirkliche Misserfolge in der Arbeit einstecken müssen. Sarah war nicht immer geliebt worden, weil sie eigenwillig ist. Aber die Anerkennung für ihre Leistungen waren ihr nicht versagt geblieben. Intrigen kannte sie nicht, weil sie als Lehrerin Einzelkämpfer war und nie eine Leitungsfunktion angestrebt hatte.

Nach spätestens vier Monaten bekam Sarah massive Schwierigkeiten mit ihrer Gesundheit. Ihre Rückenschmerzen wurden teilweise unerträglich. Häufig brachte sie ihr Essen wieder heraus. Auf der Arbeit gelang es ihr meist noch, sich zusammenzureißen, aber zu Hause fiel sie mut- und kraftlos in sich zusammen.
Dazu kam, dass sie, wie jeder andere Sozialamtsmitarbeiter auch, Erlebnisse verkraften musste, denen ihre Seele nicht gewachsen war. Zum Feierabend gelang es ihr nicht, das Elend im Amt zurückzulassen. Es begleitete sie immer. Traf sie gar auf Antragsteller, die sie von früher kannte und die nun zerstört vor ihr saßen, weil sie sich in der „Neuen Welt" nicht zurechtgefunden hatten, war es ganz aus mit ihr.

Ein Künstler zerbrach

Wenn Sarah nur an Alex Schlüter, einen ausgezeichneten Musiker aus ihrer Stadt denkt, wird ihr noch heute übel.
Wie viele andere Künstler auch hatte er die Einheit herbeigesehnt, schon deshalb, um sich endlich die Instrumente anzuschaffen, die ihm die alte Gesellschaft nie bieten konnte. Besser würde es ihm gehen als in der DDR, da war er sicher! Er hatte zwar nicht gehungert, aber jetzt würde er sich endlich musikalisch und inhaltlich frei entfalten können.

Sarah kannte Alex aus DDR-Zeiten, als sie Kabarett spielte. Er war etwas Besonderes, eine musikalische Persönlichkeit. Als sich das Kabarett auflöste, verlor sie ihn aus den Augen. Bis zu dem Tag, an dem sie ihn in ihrer Funktion als stellvertretende Sozialamtsleiterin wiedersah. Sarah glaubte an eine Täuschung, eine Ähnlichkeit vielleicht, als Alex Schlüter ihr Arbeitszimmer betrat. Aus dem interessanten Musiker war ein weißhaariger, gebrochener Bittsteller geworden. Er musste zu dem Zeitpunkt etwa Mitte vierzig sein und sah mindestens zehn Jahre älter aus. Sarah erschrak und bemühte sich, es zu verbergen.
Der Künstler wollte Sozialhilfe beantragen, weil er kaum noch Aufträge zum Spielen bekam und der bescheidene Verdienst seiner Frau nicht ausreichte, um die drei Kinder und ihn zu ernähren. Es war bitter für den Mann und zerrte an seinem Stolz, ein Sozialfall zu sein. Aber die zuständige Sachbearbeiterin hatte seinen Antrag auf Beihilfe mit der Begründung abgelehnt, dass er zunächst sein Auto verkaufen müsse, bevor ihm Hilfe zustände. Der Musiker war fassungslos, weil er das Fahrzeug für die Wahrnehmung seiner wenigen Auftritte für den Instrumententransport brauchte. Die Sachbearbeiterin hatte ihm erklärt, dass sie keine Ausnahme machen könne, weil seine Frau auch ein Auto habe. Und Sozialhilfeempfängern stünden von Gesetzes wegen kein „Wagenpark" zu.
Erst dann – wenn das Geld vom Verkauf aufgebraucht wäre – könnte er Unterstützung erhalten. Für Alex' Argument, dass sie beide, seine Frau und er, ein Auto für die Arbeit brauchten, war sie nicht zugänglich.
Sarah wusste, dass die Sachbearbeiterin – laut Gesetz – Recht hatte. Er war ein problematischer Fall. Wegen der Absage wandte er sich an Sarah, obwohl er erfahren hatte, dass diese Form der Hilfeleistung nicht in ihr Ressort fiel. Sie war sein Strohhalm, deshalb schilderte er auch ihr die Situation.
Sein zerquältes Gesicht sagte mehr, als er mit Worten hätte ausdrücken können. Zum Abschluss seines Besuchs bat er

Sarah inständig, sich für ihn einzusetzen. Wie sollte er sonst wieder auf die Beine kommen? Sarah spürte, dass etwas Unheilvolles, Angstmachendes über ihn hereingebrochen war und hoffte, eine Regelung für ihn zu finden.
Sie hatte damals keine Ahnung, dass es Depressionen waren, die ihn so niederdrückten. Sarah setzte sich beim Amtsleiter für den Musiker ein.

Trotzdem weiß sie nicht, wie er entschied, weil ihr der Fall aus Zuständigkeitsgründen aus den Händen genommen wurde.
Alex Schlüter war nur einer der vielen Künstler, mit dessen Problemen sie vertraut wurde, und die im geeinten Deutschland nicht den erhofften Weg machten.
Gerade vor wenigen Tagen hat Sarah die Begebenheit mit dem Musiker noch einmal gründlich durchdacht. Und heute, als sie die Zeitung aufschlägt, liest sie, dass er tot ist. Sie starrt auf die Annonce.
Sarah ruft bei seiner Frau Ilona an, um zu erfahren, ob er wegen seiner Depressionen überhaupt zu einem Arzt gegangen ist und behandelt wurde. Oder aber nur wegen seiner Herzkrankheit? Seine Frau ist so fertig, dass sie am Telefon nur schluchzen und nicht reden kann. Sie werden sich treffen, wenn Ilona statt Tränen wieder Worte hat.
Als sie sich schließlich zusammensetzten, erfuhr Sarah, dass Alex, mangels musikalischer Aufträge Kurierdienste übernommen hatte, um seiner Frau nicht auf der Tasche zu liegen. Selbst, als er schon schwer herzkrank war und jede Fahrt für ihn zu einem Risiko wurde, hörte er nicht auf und arbeitete bis zu seiner Einweisung in die Charite weiter.
Nach seiner Operation am Herzen spürte Alex, dass es keine wirkliche Chance mehr für ihn gab. Er riss sich die vielen Schläuche heraus, die ihn mit der lebenserhaltenden Technik verkabelten.
Alex Schlüter wollte nicht mehr, als er wusste, dass er nie wieder gesund werden konnte, sondern ein Pflegefall würde.

Irgendwann erreichte Sarah den Punkt, wo sie dem seelischen Druck im Amt nicht mehr standhielt. Sie quälte nicht nur das Elend der Betroffenen, sondern sie plagte sich zusätzlich mit Intrigen herum.
Am meisten machten ihr einige Kolleginnen zu schaffen, die – aus politischen Einrichtungen der DDR – bei ihnen im Amt Zuflucht und Arbeit gefunden hatten. Von denen waren einige in Sorge, dass ihnen die Stellvertreterin, dieses SPD-Mitglied, aus ihrer Vergangenheit einen Strick drehen könnte. Sie belauerten Sarah auf Schritt und Tritt. Sie war in einer verkehrten Welt. Nicht sie schikanierte die Gestrigen, sondern diese sie. Das Verrückteste war, dass es sich dabei häufig um Frauen handelte, die ihr gleichgültig waren, weil sie dienstlich nichts mit ihnen zu tun hatte.
Zu Sarahs besonderen Feinden gehörte eine ehemalige Parteischullehrerin. Diese Merten hetzte mit beißendem Neid gegen sie und wiegelte ihr Umfeld auf. Sarah suchte deshalb das Gespräch mit ihr. Die Intrigantin lächelte wie eine Zitrone mit leicht zusammengekniffenen Augen, ohne etwas Handfestes gegen sie vorzubringen. Ihr war nicht beizukommen, weil man nur mit Gegnern kämpfen kann, die bereit sind, sich dem Kampf zu stellen.
Diese und andere Frauen konnten ihr zwar das Leben vergällen, sie aber nicht wirklich zu Fall bringen.
Die eigentliche Gefahr für Sarah ging von einer Frau – der Finanzerin – aus. Wenn man sie sah, glaubte man, sie könne keiner Fliege etwas zuleide tun. Unmöglich dahinter zu kommen, dass sie es genoss, als Finanzgewaltige des Amtes ihre Macht gegenüber den Benachteiligten herauszukehren. War der Amtsleiter im Dienst, stand sie unter seinem Schutz und konnte schalten und walten, wie sie es für richtig befand. War er allerdings abwesend, hatte Sarah die Entscheidungsbefugnis.
Eine Festlegung der Stellvertreterin war es dann letztlich auch, die das Fass zwischen ihr und Frau Herz zum Überlaufen brachte.

Es war an einem Freitagnachmittag. Der Sozialamtsleiter war außer Haus. Sarah freute sich schon auf das Wochenende, als sie durch ein lautes, energisches Klopfen an ihrer Tür hochschreckte. Noch ehe sie „Herein“ sagen konnte, stürzte ein aufgeregter Mann in ihr Zimmer. Ohne sie überhaupt zu begrüßen, redete er sofort voller Wut auf sie ein, weil ihm Frau Herz trotz des bevorstehenden Wochenendes kein Geld auszahlen wollte. Überbrückungsgeld, das ihm zustand. Der Erregte erklärte, dass er bereits seit vierzehn Tagen keine finanzielle Hilfe bekommen habe. Er solle eine Bescheinigung seines ehemaligen Thüringer Betriebes beibringen, in der ihm seine Beschäftigungsdauer bestätigt würde. Trotz aller Bemühungen hatte er das Schriftstück nicht erhalten, da die zuständige Sachbearbeiterin im Urlaub war. Kein anderer Mitarbeiter dort fühlte sich verantwortlich, das Schreiben auszustellen.

Der Mann bewegte sich in einem Teufelskreis. Frau Herz bestand auf dem Schreiben und war trotz seiner langen und breiten Schilderung nicht bereit, seine Aussagen zu glauben. Am Ende seines Ausbruchs bat der Mann Sarah nachdrücklich, ihm zu helfen.

Das Anliegen des Wütenden fiel nicht in ihren Aufgabenbereich. Trotzdem konnte sie sich nicht raushalten, weil der Amtsleiter abwesend war. Letztlich sah sie auch kein größeres Problem in dem Vorgang und entschied, die Finanzerin umzustimmen. Gemeinsam mit dem Antragsteller ging sie zu ihr und wollte mit einigen klärenden Worten eine Lösung herbeiführen. Da sie die ablehnende Haltung von Frau Herz kannte, packte sie ihre Worte in Watte und appellierte an ihre soziale Haltung. Man könne den Mann doch nicht noch ein Wochenende ohne Geld lassen. Die Verantwortliche wies Sarahs Anliegen entschieden zurück: Keine Bescheinigung, kein Geld. Und zweitens, und da war sich Frau Herz sicher, hatte er sich nicht wirklich bemüht. Fazit: Ist der Antragsteller vierzehn Tage ohne Geld ausgekommen, schafft er es auch noch über‘s Wochenende. Sarah starrte die Finanzerin

wie einen Geist an und wusste, dass sie in einem unsozialen Sozialamt arbeitete. Die Stellvertreterin entschloss sich zu einer telefonischen Nachfrage in seinem ehemaligen Betrieb und bat den Mann, draußen zu warten.
Die angerufene Mitarbeiterin bestätigte die Bemühungen des ehemaligen Kollegen. Bislang sei man aber noch nicht dazu gekommen. Sarah fiel ein Stein vom Herzen. Nun konnte dem Mann das Geld ohne „Wenn und Aber“ ausgezahlt werden. Irrtum, nicht mit dieser engstirnigen Mitarbeiterin: kein Schreiben, kein Geld. Sie beharrte stur auf ihrer Festlegung. Fassungslos sah Sarah auf ihr wohlgenährtes Gegenüber, das einem Menschen das Geld versagte, was ihm zustand und er dringend für seinen Lebensunterhalt brauchte.
Schließlich fragte sie Frau Herz, ob sie schon einmal Hunger gelitten habe. Nach ihrem deutlichen „Nein“ fügte die Finanzerin hinzu, dass sie trotzdem nichts auszahlen werde. Da war Sarahs Geduld erschöpft. Sie war nicht mehr willens, das Theater noch länger mitzumachen und entschied: „Der Mann bekommt sein Geld und zwar jetzt.“
„Nur, wenn ich eine Anweisung von Ihnen bekomme, Frau Lander, werde ich diesem Mann etwas auszahlen.“, entgegnete Frau Herz aufgebracht. Kraft Sarahs Befugnis erhielt der Antragsteller sein Geld.
Als sie nach Hause ging, zitterte sie vor Empörung über diese Unverschämtheit einer „sozialen“ Mitarbeiterin.
Es sollte ihr letzter größerer Akt im Amt gewesen sein. Denn diese Niederlage wollte Frau Herz nicht hinnehmen und organisierte ein Treiben gegen sie, das alles vorherige in den Schatten stellte. Wie Sarah von Monika erfuhr, wurde eine Gruppe gebildet, die ein Beschwerdeschreiben gegen sie aufsetzen sollte und wollte. Zu den Verfassern gehörten unter anderem die Parteischullehrerin, die Frau eines ehemaligen Stasimitarbeiters, irgendeine ABM-Kraft, von der sie bis heute nicht weiß, dass es die überhaupt gab und andere, an die sich die Freundin nicht mehr erinnerte.

Die Aktion gipfelte in einer Unterschriftenaktion, mit der die Stellvertreterin aus dem Amt gejagt werden sollte. Die Initiatoren genierten sich nicht, Monika zu drängen, den Wisch zu unterschreiben. Gleichzeitig postierten sich zwei Mitarbeiterinnen rechts und links von ihr und nötigten sie, doch endlich nachzugeben. Auf ihre Weigerung hin sagten sie, dass das unangenehme Folgen für sie haben könne. Monika unterschrieb trotzdem nicht. Sie war so aufgeregt, dass sie den Inhalt des Schreibens nicht Wort für Wort erfasste, sondern nur noch wusste, dass er in etwa folgenden Inhalt gehabt hatte:

Einige Mitarbeiter des Sozialamtes sind nicht mehr bereit mit der Stellvertreterin, Frau Lander, zusammenzuarbeiten, weil sie das Klima im Amt vergiftet. Die Kollegen haben sich mehrheitlich für die Zusammenarbeit mit Herrn Meier entschieden.

Monika war nach dieser Aktion so verzweifelt, dass sie keine Lust mehr hatte, in diesem Amt weiter zu arbeiten. Sie wollte nur noch weg. Aber während Sarah die Chance hatte, ihren Dienst aufzukündigen und aus einer sicheren, aber verhassten Arbeit in eine unsichere ABM-Stelle zu wechseln, musste Monika es noch eine Weile dort aushalten, ehe es ihr gelang, das Amt zu wechseln.
Sarah bekam Arbeit als Mitarbeiterin eines Wohlfahrtsverbandes und begann im Juni 1991 nahtlos an ihre Kündigung mit dem Aufbau eines Büros für eine große Region.

Nun hat sie es geschafft, dieses finstere Kapitel ihres Lebens zu beleuchten. Die Zeit, in der sie in tiefe Verzweiflung stürzte. Damals schützten sie nur ihre seelischen und körperlichen Reserven davor, in ein tiefes Loch zu fallen.
Glücklich ist Sarah trotzdem nicht, weil Jürgen sie zum wiederholten Male drängt, über das Erlebte zu schweigen, weil sie mit Herrn Meier doch eigentlich ihren Frieden gemacht hat. Das stimmt. Nach dem Sarah das Sozialamt verlassen und mit dem Aufbau

einer ausgedehnten Region für ihren Wohlfahrtsverband begonnen hatte, schien Herr Meier allmählich seine Meinung über sie zu ändern. Heute trinken sie sogar manchmal eine Tasse Kaffee zusammen.
Trotzdem war das Durchlebte ein entscheidender Meilenstein, ein Auslöser für ihre Depressionen. Wenn sie nur daran denkt, wie gern sie schon damals ihr Leben beendet hätte.
Es gibt einfach Erlebnisse, die sich nicht schönreden lassen.

Wieder zu Hause

Zurück aus dem Krankenhaus fühlte Sarah sich nicht besser als vor ihrer Einweisung. Bei ihrer Entlassung hatte sie gewusst, dass sie noch krank war, aber nicht geahnt, wie weit sie von der Normalität entfernt war. Wieder blieb sie nur zu Hause, kaufte nicht ein und mied den Umgang mit anderen Menschen.
Trotz ihres tiefen Mitgefühls für Thekla, gelang er Sarah nicht, zur Beerdigung zu fahren. Sie stellte an dem Tag Kerzen für die Freundin auf, hörte die FÜNFTE SYMPHONIE von Beethoven und trank viel zu viel Wein. Dann nahm sie Schlaftabletten, bis sie nichts mehr wahr nahm.
Einen letzten Dienst erwies sie Thekla noch. Als deren Tochter Anja bei ihr anrief und um ein Gespräch bat, stimmte sie zu. Jürgen bereitete den Besuch vor, besorgte Kuchen und kochte den Tee. Er wusste, wie schwer dieser Tag für seine Frau würde. Als das blasse, junge Mädchen verweint vor der Tür stand, erfasste Sarah Mitleid. Anja trug an ihrem schlechten Gewissen. Nichts war von der hochfahrenden Art zu spüren, über die Thekla so traurig war. Das Mädchen konnte nicht sprechen, sondern nur noch schluchzen.
Als Sarah auf die erschütterte Tochter Theklas sah, musste sie an ihren unbeherrschten Tobias denken, der auch oftmals Dinge gesagt hatte, die ihr weh taten. Sie durfte sich nicht

vorstellen, wie schlimm es ihm in einer ähnlichen Situation gehen würde. Schließlich würgte Anja unter Tränen hervor: „War sie sehr allein, meine Mutter? Bin ich schuld an ihrem Tod?" Sarah nahm das Mädchen in die Arme und versicherte, dass sie nicht die Schuld am Tod ihrer Mutter treffe. Fügte aber an, wie weh es ihr getan habe, dass sie sie nicht ein einziges Mal im Krankenhaus besucht hatte.
Als Anjas losging, gab Sarah ihr mit auf den Weg:
„Später, wenn du selbst Kinder hast, wirst du erkennen, wie schwer es ist, einen kleinen Menschen zu erziehen. Du wirst Dinge tun, die du nie machen wolltest.
Wenn du zum Beispiel erschöpft und ausgelaugt von der Arbeit nach Hause kommst, kann es sein, dass du dein Kind wegen Lächerlichkeiten anschreist oder sogar schlägst. Dabei warst du ganz sicher, dass du eine gute Mutter wirst."
Nach dem Theklas Tochter gegangen war, fiel Sarahs Spannung ab.
Sie trank Weinbrand und brauchte bis zum nächsten Tag, um wieder etwas wahrzunehmen.

Beim Durcharbeiten ihres Manuskripts mit dem Verleger fragt dieser plötzlich: „Trinken eigentlich alle Depressiven?" Das weiß sie nicht. Darüber hat sie bisher nicht nachgedacht. Nein, sie glaubt nicht. Und was heißt trinken? Wenn Sarah sich mit Weinbrand betäubte, dann schluckte sie ihn wie Medizin. Betäubungsmedizin! Mit ihm schaffte sie das, was ihr mit Tabletten nicht gelang. Weg sein von allem, was sie zu ersticken drohte. Nein, trinken konnte man das nicht nennen.
Im Grunde ekelt sich Sarah vor jeder Form hochprozentigen Alkohols und ist lediglich bereit, einen Magenbitter zu trinken, wenn es sein muss. Was sie mag, sind Rotwein, Sekt und Bier in Maßen.
Sie überlegt noch einmal. Sie will auch nichts schönreden. Dabei fällt ihr ein Freund ein, der auch häufig depressiv ist. Als der sie kürzlich besuchte und sie ihm Sekt anbot, um auf seine Genesung anzustoßen, lehnte er ab. Seine Begründung war, dass Depressive immer gefährdet sind, Alkoholiker zu werden.

Nach dem Sarah aus ihrer Betäubung aufwachte, wollte sie ihre trüben Gedanken loswerden und sich endlich mal wieder an Hausarbeiten wagen. Sie glaubte, es wäre günstig, mit der Wäsche zu beginnen. Sarah bestückte die Waschmaschine, stellte das Programm ein und drückte auf den Startknopf. Danach musste sie sich hinlegen, weil sie von dieser Arbeit erschöpft war. Sie blieb liegen und vergaß die feuchte Wäsche in der Maschine, bis ihr Mann sich über den eigenartigen Geruch im Bad wunderte. Jürgen war enttäuscht. Mein Gott, so ein paar lächerliche Hausarbeiten konnten doch nun wirklich kein Problem sein. Nach all den Monaten Krankheit und den Krankenhausaufenthalten hatte er sich spürbarere Fortschritte erhofft. Jürgen war sich sicher, dass es seiner Frau bei ein wenig gutem Willen besser gehen könnte.
Sarah spürte seinen stillen Vorwurf, aber das war ihr egal geworden. Er ahnte eben nicht, was sie durchmachte.
Wenn sie sich wirklich einmal nicht wie tot fühlte, grübelte sie, wie sie aus der Starre ausbrechen könnte. Schließlich bat Sarah ihren Arzt, sie versuchsweise arbeitsfähig zu schreiben. Bei ihrer Ankunft im Büro konnte sie sich kaum noch auf den Beinen halten. Der Empfang war liebevoll, besonders von ihrem „Marenchen". Die hatte ihren Lieblingstee gekocht und Blumen auf den Tisch gestellt. Beide setzten sich erst einmal zusammen, bevor sich Sarah an ihren Schreibtisch wagte.
Trotz der Vertretung war vieles liegen geblieben. Die Kollegin hatte sich nur auf das Wesentliche konzentrieren können. Sarah begann die unerledigte Post zu lesen und versuchte, den Inhalt der Schreiben zu erfassen. Sie freute sich, wenn ihr das im Ansatz gelang. Jede noch so kleine Aufgabe erschien ihr unglaublich mühsam. Nur mit Hilfe Marens war sie in der Lage, die Tage zu überstehen.
Diese junge Frau hatte eine Reife und Feinfühligkeit, die sie ihrem Mann gewünscht hätte. Wenn Sarah es im Büro nicht mehr aushielt, weil ihr schon die ellenlangen Telefongespräche einiger Kollegen zu schaffen machten, fuhr sie in ihren

Garten, um sich auf den Rasen zu legen und an nichts mehr zu denken.

Maren verpetzte sie nicht, sondern erkannte, wie schlecht es ihrer Chefin ging. Sie ließ sich Ausreden einfallen, um ihre Abwesenheit zu erklären.

Ganz anders lief es mit Jürgen. Der wollte nicht zugeben, dass seine Frau schwer krank war – und dazu auch noch mit der Seele! Er bemühte sich, nach außen eine heile Welt zu demonstrieren und alles so weiter laufen zu lassen wie früher auch.

Richtig sauer wurde Sarah, als er nicht einmal daran dachte, das jährliche Geschwistertreffen in ihrem Garten abzusagen. Er hätte eine seiner Schwestern bitten können, für sie einzuspringen. Sarahs Bitte, diese Chance zu nutzen, ignorierte er. Sie brauche nichts mit vorzubereiten, wenn sie das nicht könne und wolle. Absagen kam für Jürgen nicht in Frage. Sie waren dran und dabei blieb es. Ihr Mann ackerte für zwei, um alles so herzurichten, wie zu früheren Treffen auch. Er stellte den Bungalow auf den Kopf, kaufte ein und besorgte sogar neue Auflagen für die Hollywoodschaukel. Sarah war seine Ignoranz inzwischen egal. Sollte er doch machen, was er wollte. Ihr ging es schlecht und sie hatte Angst, auf die Verwandten zu treffen.

Sie durfte nicht daran denken, wenn sie blass und traurig zwischen der munteren Truppe herumhängen würde. Das war vor allem deshalb so bitter für sie, weil sie früher gerne mal das große Wort geführt hatte. Während also die Familie ihres Mannes mit Spaß und der Absicht anrollte, zu acht drei fröhliche Tage in ihrem Garten zu verleben, verkroch sich Sarah zu Hause und blieb dem Treffen weitgehend fern. Wenn sie wirklich einmal dazu kam, verstanden die Verwandten ihr eigenartiges Verhalten nicht.

Für Jürgen war es zum Auswachsen, da hatte er sich solche Mühe mit dem Geschwistertreffen gegeben und seine Frau sah nur eben mal vorbei, wenn es ihr in den Sinn kam. Nicht einmal zum abendlichen Grillen und Singen blieb sie da.

Er wusste nicht, wie lange er dieses Verhalten noch ertragen würde.

Es dauerte lange, bis Jürgen begriff, dass Depressionen eine schwere Krankheit und nicht das launische Gehabe eines Menschen sind, der sich gehen lässt.
Aber selbst heute, wo er weiß, wie ernst es für sie wird, wenn sie mit Problemen nicht klarkommt, passiert es, dass er ihr sagt: „Aber Sarah, darüber müsstest du doch nun wirklich hinweg sein."

Etwa acht Wochen nach Sarahs Entlassung aus dem Krankenhaus sollte sie zu einer Kur in die Nähe der Sächsischen Schweiz fahren. Ihr Mann war froh, weil diese Kur für ihn ein letzter Hoffnungsschimmer war. Bevor sie aber fahren konnte, musste Sarah ihre Mutter noch einmal aus dem Altenheim holen. Sie hatte Angst davor. Schon der Gedanke an diese Pflicht, machte sie hilflos. Es gelang ihr einfach nicht, mit der geistig gestörten Frau – mit der sie ihr Leben lang überkreuz gelegen hatte – locker umzugehen. Sarah litt darunter, die Mutter windeln zu müssen und ihr unsinniges Gerede zu ertragen. Am Hilflosesten machte sie aber, sich gegen diese Verpflichtung nicht wehren zu können, weil sie das einzige Kind war. Es gab keinen, an den sie die Verantwortung hätte delegieren können.
Regelmäßig stürzte Sarah in ein tiefes Loch, bevor sie ihre Mutter holen musste, hatte Albträume, schrie im Schlaf und wachte nach einer solchen Nacht zermürbt auf. Sarah war sich sicher, dass ein Auslöser für ihre Depressionen in diesem gestörten Verhältnis lag. Trotzdem konnte sie nicht für sechs Wochen wegfahren, ohne die Mutter vorher aus dem Heim zu holen.
Die Familie zitterte mit – wie immer. Und es wurde wie immer. Während Sarah über ihr Unvermögen nachdachte, ein vernünftiges Verhältnis zu ihrer Mutter herzustellen, liefen ihre Kindheit und Jugend, ihre Flucht vom häuslichen Herd, wie im Zeitraffer an ihr vorbei.

Sarah – ein Kriegskind

Sarah wurde Ende 1942 in Berlin geboren. Ihr Vater war sehr stolz auf seine kleine Tochter, wie sie später erfuhr. Sie hat ihn nie bewusst kennen gelernt, weil er 1943 in den Krieg an die Ostfront musste und im August 1944 bereits vermisst war. Sarahs Mutter kam über den Verlust ihres Mannes nie hinweg. Sie war so unzufrieden mit ihrem Leben, dass sie es nicht schaffte, ihrer kleinen Tochter die Liebe zu geben, die bei all dem Kriegselend hilfreich gewesen wäre. Statt dessen wurde das Kind schon sehr früh zum Ablassventil einer seelisch gestörten Frau.
Beide führten ein armseliges, von ständigem Hunger begleitetes Nachkriegsleben. Weil die Mutter kein Geld oder Wertsachen besaß, konnte sie auf dem Schwarzmarkt nicht einkaufen. So blieben für ihre Ernährung oft nur Brennnesseln, Kartoffelschalen und manchmal auch verschimmeltes Brot. Die Mutter arbeitete von früh bis spät in einer Gärtnerei, um überhaupt irgend etwas zu verdienen.
Mit vier Jahren war Sarah ein kleines, halb verhungertes Mädchen, dass sich alles zu Herzen nahm, was um sie herum passierte. Bereits in diesem Alter wurde sie das erste Mal ohnmächtig, als sich eine Frau neben ihr in den Finger schnitt und stark blutete. Diese Empfindlichkeit hat sie sich bis auf den heutigen Tag erhalten.

(Viel später – erst in ihrem Studium – stellte man fest, dass ihre Reizschwelle zu niedrig liegt, so dass sie schon auf Reize reagiert, die an anderen fast spurlos vorbeigehen. Die Untersuchung – ein EEG – war aufgrund ihrer häufigen Migräneanfälle durchgeführt worden, an denen Sarah seit ihrem sechszehnten Lebensjahr litt. Die waren von solch einer elementaren Wucht, dass sie häufig zu einer Notbehandlung ins Krankenhaus musste.
Hatte ihr Jürgen Migräne zunächst für das zickige Gehabe von Frauen gehalten, die sich wichtig tun wollten, litt er später bei ihren Anfällen selbst mit. Nach der Diagnose vom EEG bekam

sie ein Medikament gegen Anfallsleiden in einer geringen Dosierung.)

Nach ihrem gedanklichen Ausflug kehrt Sarah in die Nachkriegszeit zu Tante Olly – einer Großtante väterlicherseits aus Berlin – zurück. Sie hatte Sarah ins Herz geschlossen und konnte das Elend der Großnichte nicht mehr mit ansehen.

Tante Olly schrieb Bittbriefe an entfernte Verwandte in Amerika, um das Überleben für das kleine Mädchen und ihre Mutter zu sichern. Als die Ausgewanderten von dem Elend erfuhren, schickten sie des Öfteren Pakete und verbesserten damit die Lage der kleinen Familie spürbar.
Trotz aller Armut war Sarah ein vergnügtes Kind, solange sie draußen mit den Nachbarskindern spielte. Sechsjährig ging sie gemeinsam mit anderen Kindern bei den Russen Kohlen klauen, weil sie zu Hause nichts zum Heizen hatten. Erstens lagen die Kasernen unmittelbar hinter ihrem Wohnblock, zweitens waren die Russen kinderlieb und drittens machte es den Knirpsen Spaß, nützlich zu sein. Die Soldaten sahen darüber hinweg, wenn die Kleinen mit ihren Schlitten kamen, um etwas Heizmaterial zu besorgen. Bei Erwachsenen machten sie kurzen Prozess und nahmen ihnen alles wieder ab.
1949 wurde Sarah eingeschult. Das Lernen machte ihr keinen besonderen Spaß. Wie sie später im Zeugnis nachlesen konnte, war sie schwatzhaft, beteiligte sich lebhaft am Unterricht und müsste für eine schönere Schrift fleißig üben. Das passierte nicht, weil im Hort auf die Hausaufgabenerledigung nicht geachtet wurde. Oft, wenn ihre Mutter abends müde von der Arbeit nach Hause kam, fand sie ein heulendes Kind vor, das seine Aufgaben nicht erledigt und deshalb Angst vor dem nächsten Schultag hatte. Da bei abendlichen Stromsperren und Kerzenlicht nichts nachgeholt werden konnte, setzte sich die Mutter hin, wenn es wieder Strom gab und erledigte das für ihre Tochter. Die einzige Schwester mütterlicherseits, Tante Vera (Lehrerin in Westberlin) fand

das Verhalten ihrer Schwester unpädagogisch und bot an, die Kleine in der Woche an ihrer Schule unterrichten zu lassen. So kam es auch. Sarah fühlte sich bei ihrer Tante wohl, musste aber an jedem Wochenende wieder nach Hause.
Der Schulbesuch in Westberlin wurde nach einem halben Jahr beendet, weil die Mutter ihre Tochter zurückhaben wollte. Vielleicht hatte ihre Tante aber auch von der Belastung und dem Angebundensein mit so einem kleinen Mädchen genug.
So zog die Siebenjährige mit Beginn der zweiten Klasse wieder in ihre alte Schule – in einem Vorort von Berlin – ein. Ein fleißiges Schulkind wurde sie auch nach dem halben Jahr intensiver Betreuung nicht. Wenn Sarah etwas ohne Anstrengungen zufiel, war das in Ordnung, aber größere Mühe steckte sie nicht in die Hausaufgaben.
Machte ihr etwas Spaß, nahm sie auch Mühen auf sich. So heizte sie bereits als Achtjährige den kleinen Kachelofen im Wohnzimmer, wenn sie nach Hause kam, weil ihre Mutter zu der Zeit noch arbeitete. War der Ofen warm, setzte sie sich oben drauf und las dort alle Bücher, die sie in die Hände bekam. Meistens war der Spaß vorbei, wenn ihre Mutter abgearbeitet und unzufrieden nach Hause kam. Der kleinste Anlass reichte, dass Sarah angeschrieen oder geschlagen wurde.
Je älter sie wurde, desto mehr litt sie unter der Unausgeglichenheit ihrer Mutter und merkte, dass keiner so recht mit ihr auskam. Mit ihrer Schwester; Tante Vera, stritt sie sich immer nach kürzester Zeit, wenn sie sich sahen. Aber auch mit Sarahs Oma väterlicherseits hielt sie keinen Frieden.

Sarah erinnerte sich, wie sie als Neunjährige mit anhören musste, wie Ömchen ihre Mutter ein „fürchterliches Frauenzimmer“ nannte und sie beide kurzerhand vor ihre Wohnungstür setzte. Die Ablehnung, die ihre Oma für ihre Schwiegertochter empfand, übertrug sie manchmal auch auf ihr Enkelkind. Das sensible Mädchen litt darunter. Sarah

dachte an einen Spaziergang zurück, den sie bei einem Besuch in Berlin mit ihr gemacht hatten.
Als ihr Ausflug beendet war und sie den Berliner Altbau betraten, drehte sich die Kleine mit ihren vollen Naturlocken vor dem großen Spiegel im Treppenhaus, lachte ihre Oma an und fragte: „Guck mal Ömchen, bin ich nicht hübsch?“ Nach dem die flüchtig auf ihre Enkelin gesehen hatte, entgegnete sie: „Nein, du bist hässlich, du schielst ja.“ Sarah litt seit ihrem dritten Lebensjahr – nach Masern – unter einem Augenfehler, so wie ihre Mutter auch. Sie war dafür ausreichend von Kindern verspottet worden. Sie weinte und der Tag war nicht mehr schön.
Als Ömchen kurz vor Sarahs zehntem Geburtstag starb, lernte das Mädchen bei der Beerdigung Tante Gisela, eine Schwester ihres Vaters, kennen. Die nahm sich liebevoll ihrer kleinen Nichte an. Selbst kinderlos und ermuntert durch Tante Olly, wollte Tante Gisela Sarah an Kindesstatt annehmen, um sie aus dem häuslichen Milieu herauszuholen. Das Kind ihres einzigen Bruders sollte in familiärer und finanzieller Geborgenheit aufwachsen.
Aber ihre Mutter gab sie nicht heraus. So blieb Sarah das Ablassventil einer vom Leben enttäuschten Frau, der es nichts ausmachte, sich mit ihrer Schwester oder ihrer Tochter in aller Öffentlichkeit laut herumzustreiten. Sie hielt das für Courage, Sarah hielt es für eine Katastrophe.
Das Mädchen schämte sich unglaublich, wenn die Leute bei solchen Auftritten kopfschüttelnd zu ihnen hinüber sahen. Am liebsten wäre sie dann im Erdboden versunken oder ausgerückt. Weil das nicht möglich war, musste sie solche Situationen hilflos ertragen.
Woher sollte das Mädchen verstehen, dass ihrer Mutter vielleicht ein liebevoller Partner fehlte, und sie deshalb so unausgeglichen war. Wobei das offenbar nicht die einzige Ursache für ihr eigenartiges Verhalten sein konnte. Denn Tante Vera erzählte, dass ihre Eltern auch in einem permanenten Kriegszustand mit ihrer Tochter gelebt hatten. Und

ihr Vater beim Betreten der Wohnung fragte: „Ist der große Drachen zu Hause?“

Schon mit elf Jahren ging Sarah jeder Begegnung mit ihrer Mutter in der Öffentlichkeit aus dem Weg. Sie erfand immer andere Ausreden, um der Gefahr eines Zusammentreffens zu entgehen.

Sarah erinnerte sich an eine Begebenheit, die sich etwa in diesem Alter zugetragen hatte. Das Mädchen hatte den Auftrag, die Mutter nach der Arbeit vom Betrieb abzuholen. Lustlos und mürrisch lief sie den staubigen Weg entlang. Als die Tochter am Betriebstor stand, kam die Mutter in einem Pulk mit anderen Kollegen auf sie zu und rief schon von weitem: „Ach Sarahchen, ist das schön, dass du mich abholst.“ Sarah sah ihre Mutter ruhig an: „Du kannst ruhig ‚dumme Kuh‘ zu mir sagen, wie sonst auch.“

Irgendwann lernte die Mutter einen Mann kennen, Erich, den Straßenbahnfahrer. Sarah konnte sich nicht erinnern, wie alt der damals war. Für sie war er uralt und sie konnte ihn nicht leiden. Trotzdem musste sie mit in seine Laube in einen Schrebergarten ziehen, wenn ihre Mutter zu ihm ging. Sein einziges Zimmer war noch kleiner als ihr's zu Hause. Natürlich stritt sich ihre Mutter auch mit diesem Erich. Der hatte bald genug davon und suchte sich eine Straßenbahnfahrerin.

Sarah wäre das egal gewesen, wenn sich ihre Mutter nicht eines Abends laut weinend an ihn geklammert und dabei gewimmert hätte: „Bitte, Erich, verlass mich nicht. Bitte, bleibe bei mir.“

Für die Tochter war die Situation unerträglich. Mein Gott, warum ließ sie diesen blöden Kerl nicht einfach sausen? Am liebsten hätte sie ihre Mutter angeschrieen, doch endlich mit der Jammerei aufzuhören. Eins stand für Sarah nach diesem Erlebnis fest, nie würde sie einen Mann betteln, bei ihr zu bleiben. Es kränkte und verletzte sie aufs Tiefste, dass ihre Mutter keinen Stolz hatte und sie sich klein machte. Aber zu Hause, wo sie glaubte der Chef zu sein, war sie großtönend.

Die Mutter orientierte sich immer weiter nach unten, weil es ihr nicht gelang, die entsprechende Anerkennung von intelligenten Menschen zu bekommen. Sarah schämte sich, wenn andere mitleidig über sie lächelten und sie abblitzen ließen. Mit Vorliebe tat sie sich die Mutter mit Reinemachefrauen und anderen schlichten Gemütern zusammen, um auch einmal bewundert zu werden.
Dieses Verhalten führte dazu, dass das Mädchen einen ungewöhnlichen Stolz für sein Alter entwickelte, aber auch renitent wurde, weil es keinesfalls so wie die Mutter werden wollte.

Sarah muss erst einmal einen Tee trinken, um einem gerade aufflackernden Gedanken auf den Grund zu gehen.
Ob das eine Erklärung dafür ist, warum sie auf Beleidigungen teilweise so überreagiert? Selbst nahestehende Menschen hatten oft nicht verstehen können, warum sie so nachtragend war, wenn man ihren Stolz getroffen hatte.
Sarah erinnerte sich, dass sie als junges, frisch verliebtes Mädchen mit einem Bildhauer aus Dresden, kurzerhand den Kontakt abbrach, weil er sich nicht an dem Wochenende mit ihr traf, das sie ihm brieflich vorschlug, sondern ohne Erklärung bei dem blieb, was sie vorher vereinbart hatten. Für sie stand fest, dass sein Interesse an ihr so groß nicht sein könne.
Am selben Tag ging sie tanzen und lernte einen anderen Mann kennen. Der gefiel ihr zwar nicht sonderlich, aber sie redete sich ihn schön. Der Bildhauer war für sie gestorben. Bockig schwieg sie auf seinen Brief und sein Telegramm, in dem er die Einzelheiten für das Treffen festlegen wollte.
Wochen später teilte sie ihm mit, womit er sie verletzt hatte. Der Bildhauer bat sie um Verzeihung, weil er seine Ablehnung nicht begründet hatte. An dem von ihr vorgeschlagenen Wochenende hatte sein Bruder geheiratet. Fast zwei Jahre schrieb er ihr in der Hoffnung, sie wiederzusehen. Sarah konnte trotz ihres schlechten Gewissens nicht zurück. Aus Angst, sich so zu verhalten wie ihre Mutter.

Obwohl sie sich noch heute für ihr überzogenes Verhalten schämt, ist sie sich nicht sicher, irgendwann wieder einmal genauso zu reagieren, weil sich eine Prägung nicht einfach abstreifen lässt. Sarah bemüht sich aber, ihre Verletzlichkeit in Grenzen zu halten. Nach einem letzten Blick auf den Fluss kehrt sie in ihre Kindheit – in das Jahr 1955 – zurück.

In diesem Jahr wurde Sarah endlich an den Augen operiert. Das verhasste Schielen hatte ein Ende. Im Sommer fuhr sie dann für sechs Wochen zur Erholung nach Ludwigshafen zu ihrer Tante Gisela und ihrem Onkel Werner. Das Mädchen staunte über den ungewohnten Wohlstand und war glücklich, dass die Tante sie chic einkleidete und verwöhnte.

Zurück von ihrer Reise fielen Sarah die ärmlichen Verhältnisse, in denen sie wohnten und lebten, besonders auf. Sie schämte sich, dass in ihrer Wohnung fast alles kaputt war und wagte nicht mehr, Freundinnen mit nach Hause zu bringen. Die Mutter schaffte trotz Sarahs Bitte keine Abhilfe. Im Gegenteil wies sie dieses Anliegen weit von sich, weil nicht sie, sondern ihr Mann für die Behebung der Mängel zuständig sei. Diese Ignoranz, dass der Vater seit Kriegsende vermisst wurde, machte die Tochter hilflos.
Bei ihnen zu Hause gab es keine Toilettenspülung mehr, weil sie in irgend einem Winter eingefroren und danach geplatzt war. Nun holte man das Wasser zum Spülen mit einem Topf aus dem Wasserhahn der Badewanne. Danach ging die Wasserleitung in der Küche kaputt, nun musste das Wasser zum Kochen aus dem Bad geholt werden. Später rostete der Badeofen durch, so dass auch das Baden wegfiel. Schließlich ging der Backofen und die beiden Herdplatten kaputt. Essen konnte nur noch auf dem kleinen Böllerofen gekocht werden.
Sarah musste hilflos zusehen, weil sie als Kind kein Verhandlungspartner für die Wohnungsgesellschaft war. Das ging so lange, bis eine Nachbarin und Mutter ihrer Freundinnen

aus Mitleid mit der Vierzehnjährigen zur Wohnungsverwaltung ging, damit die das Mädchen ernst nahmen. Nach dem Bekanntwerden der Missstände ließen sie die Einzimmerwohnung komplett renovieren. Sarah war stolz, als die Wohnung in Ordnung war. Selbst die Wände waren gemalert. Das Zimmer mit seinen sechzehn und die Küche mit ihren zwölf Quadratmetern, der kleine Flur und das Bad, – alles sah schön und sauber aus. Von einem netten Mieter aus ihrem Haus ließ sich die Vierzehnjährige noch einige handwerkliche Arbeiten beibringen, weil ihre Mutter das nicht interessierte. Bald schon schlug Sarah mit dem Steinbohrer Löcher in die Wände, wenn es etwas zu dübeln gab und schloss selbständig Lampen an. Als ihre Mutter auch noch eine neue Stehlampe kaufte, fühlten sie sich wohl und für kurze Zeit zog Frieden ein.
Der hielt nicht an, weil die Mutter auch weiterhin keinen Menschen fand, der es über eine längere Zeit mit ihr aushielt. Deshalb ließ sie weiterhin jede Verbitterung und Enttäuschung an ihrer Tochter aus. Erschwerend kam für Sarah dazu, dass sich der mütterlich Hang zu öffentlichen Auftritten verstärkte. Je peinlicher Sarah von diesem Verhalten betroffen war, um so stärker trug sie ihr Selbstbewusstsein zur Schau. Das machte die Mutter vollends wild, weil sie es nicht ertrug, dass ihre Tochter etwas hatte, was ihr fehlte. Sie demütigte ihr Kind, wenn sich eine Gelegenheit dazu bot.

Heute weiß Sarah, in welch einem Teufelskreis sich auch ihre Mutter bewegte. Sie wollte Liebe und Anerkennung von ihrer Tochter, die diese nicht für sie empfand. Allerdings liebte auch sie ihre Tochter nicht, sondern betrachtete sie lediglich als ihr Eigentum, das zu machen hatte, was sie wollte.
Wenn Sarah also wieder einmal bei einem angeordneten Treffen im Dorf wie ein Holzklotz herumstand, passierte es durchaus, dass die Mutter sie mit einem: „Los Kuss!“, begrüßte.
Jede Kleinigkeit, jede unbedachte Handlung konnte bei ihrem gestörten Verhältnis unangemessene Reaktionen auslösen.

Sarah erinnert sich an einen Gehaltstag, als ihre Mutter etwas zum Naschen mitbrachte, um der Tochter eine Freude zu bereiten. Die blieb aber aus, statt dessen gab es um irgend eine Nichtigkeit einen wahnsinnigen Streit. Zum Schluss schmiss die Mutter mit dem Konfekt nach der Tochter: „Das ist für dich." Empört drehte sich Sarah um und wollte die Wohnung verlassen. Die aufgebrachte Mutter drückte ihr die Schokolade in den Mund, um dann noch lauter zu brüllen: „Du sollst das fressen, habe ich dir gesagt."
Als es ihr endlich gelang, nach draußen zu kommen, sah sich Sarah vorsichtig um. Sie schämte sich vor den Nachbarn und hoffte, dass keiner dieses Getobe mitbekommen hatte. Draußen, bei ihren Freundinnen, gelang es ihr verhältnismäßig schnell, den Ärger zu verdrängen und fröhlich zu werden.

Wieder einmal schweifen Sarahs Gedanken ab.
Verdrängen – wie lange können wir das eigentlich? Und wo drängen wir alles hin? Sicher, ohne einen gewissen Verdrängungsmechanismus könnten wir gar nicht überleben. Letztlich erfahren wir tagtäglich so viel Negatives, dass wir diese Fähigkeit brauchen. Unglaublich, was unsere seelische Mülldeponie an unbewältigten, ungelösten Probleme in sich aufnehmen muss. Aber irgendwann ist die voll. Und dann, was ist dann?
Dann sucht sich der verdrängte Schmerz neuen Raum. Er nistet sich in der Seele und in den Organen ein. Kein Wunder, wenn sich bei solcherart Betroffenen Depressionen oder auch Krebs einstellen. Das jedenfalls ist ihre Version. Sarah hört auf zu philosophieren und kehrt in ihre Jugend zurück.
Mit etwa sechzehn Jahren war die dünne Bohnenstange Sarah zu einem zarten weiblichen Wesen herangewachsen. Fast jedes Wochenende unternahm sie etwas mit Freundinnen und Freunden. Ihre Mutter litt darunter und wurde noch unausgeglichener. Sie regte sich fürchterlich auf, wenn Sarah nicht pünktlich zu Hause war. Alle Freunde wussten das und bemühten sich, die vorgeschriebene Zeit einzuhalten. Trotzdem klappte das nicht immer. Wenn Sarah nur an

die Fahrradtour mit einigen Freundinnen und Freunden zu einem Segelflughafen dachte, fragte sie sich noch heute, wie eine Mutter so reagieren kann. Bei herrlichstem Sommerwetter waren sie zu einem etwa achtzehn Kilometer entfernten Flughafen gefahren. Ihre Freunde lernten dort Segelfliegen und die Mädchen freuten sich, mitfahren zu dürfen. Als sie beizeiten zur Rückfahrt aufbrechen wollten, war Sarahs Rad kaputt. Die Jungen versuchten vergeblich, es zu flicken. Irgendein Bösewicht hatte den Schlauch ringsherum zerstochen.

Ihnen blieb nichts anderes übrig, als die achtzehn Kilometer über schlimme Holperstraßen und schmale Sandwege in einer halsbrecherischen Tour zurückzufahren. Ein Freund nahm Sarah auf der Fahrradstange mit. Ein anderer führte mit der linken Hand ihr Rad nebenher.

Mit einer Stunde Verspätung bog die vergnügte Truppe in die Wohnsiedlung ein. Ihre Mutter kam ihnen wie eine Furie entgegen. Verpasste Sarah rechts und links eine Ohrfeige, ohne überhaupt zu fragen, was passiert war. Es interessierte sie auch nicht. Die Tochter hatte um zweiundzwanzig Uhr zu Hause zu sein und nicht erst um dreiundzwanzig Uhr. Und damit waren die Ohrfeigen gerechtfertigt. Basta!

Mit zunehmendem Alter entwickelte Sarah einen stillen Widerstand und floh von zu Hause, so oft es ging. Sie betreute kleine Kinder, engagierte sich in einer Kulturgruppe oder traf sich mit Freunden. Letztlich war ihr egal, was sie machte. Die Hauptsache, sie war von zu Hause weg und wurde nicht angeschrieen.

Schon zwanzigjährig, lebte sie noch immer mit ihrer Mutter in der Einzimmerwohnung. Sarah überlegte pausenlos, wie sie endlich aus dieser Zwangsgemeinschaft ausbrechen könnte. Als die Mutter bemerkte, dass die Tochter ernsthaft wegwollte, begann sie das Mädchen zu erpressen. Sie drohte, sich umzubringen, wenn sie ginge.

Mit dieser Last konnte die junge Erwachsene nicht leben, und so blieb sie die Gefangene einer armen Frau. In ihrer

Ausweglosigkeit fiel Sarah als einzig legaler Ausweg nur eine Heirat ein. Und so war es ihr recht, als sie einen lieben, ellenlangen Posaunisten kennen lernte, der sie heiraten wollte. Er war ein gutmütiger intellektueller Spinner, den sie um den Finger wickeln konnte.
Auch während der kurzen Zeit dieser Ehe heftete sich die Mutter wie ein Schatten an Sarah. Selbstverständlich kam sie aller vierzehn Tage zu Besuch in die Einzimmerwohnung in Berlin, um gemeinsam mit ihrer Tochter und deren Mann das Wochenende zu verleben. Die Ehe mit dem Posaunisten hielt nur drei Jahre, weil Sarah auf Abwege geraten war.
Auch nach ihrer Scheidung beanspruchte die Mutter jedes zweite Wochenende für sich. Die Nachbarn konnten sich darauf einstellen, dass es aller vierzehn Tage Krach in der Wohnung der jungen Frau gab. Sarah bemühte sich, den Begegnungen zu entkommen. Der Preis, den sie zahlte, war ein permanent schlechtes Gewissen, weil sie wusste, wie einsam ihre Mutter war.

Sarah weiß nicht, ob es klug ist, weiter in ihrer Vergangenheit herumzukramen. Während ihre Gedanken noch unentschieden durch die Gegend stolpern, fällt ihr etwas ein, was Freude in das Leben ihrer verbitterten Mutter brachte.

Mit der Geburt der Söhne in der zweiten Ehe Sarahs geschah etwas Wundersames mit ihrer Mutter. Endlich hatte sie zwei kleine Menschen, die sie innig lieben konnte, die nicht widersprachen, sondern sie auch lieb hatten.
Sie war eine gute Oma. Besonders mochte sie Andreas, den Ältesten, weil er Sarahs Vater so ähnlich sah. Sie bemühte sich aber auch um den häufig bockigen Tobias.
Doch, je größer die Söhne wurden, um so mehr spürten auch sie, dass sich ihre Oma häufig eigenartig benahm und belächelt wurde. Trotzdem empfanden die Kinder das nicht als quälend, weil sie sich von der Oma angenommen fühlten. Das meiste Verständnis brachte Andreas für sie auf.

Kurz nach der Wende, als zwanzigjähriger Student, reiste er mit ihr im Auto nach Dänemark. Sie war zu der Zeit schon so durcheinander, dass sie überall auffielen. Andreas nahm das gelassen. Sarah bewunderte ihren Sohn für seine Ruhe und Toleranz.

Den Höhepunkt erreichte die Katastrophe, als die Mutter 1991 auch noch den Verstand verlor, weil der neue, westliche Hausbesitzer sie aus der Wohnung vertreiben wollte.

Nun war Sarah endgültig an sie gefesselt.

Sie glaubte durchzudrehen, als sie die schwer Verwirrte nach dem Klinikaufenthalt in ihrer zweieinhalb Zimmer Wohnung mit vierundfünfzig Quadratmetern aufnehmen mussten. Ein Zimmer bewohnte Tobias, der das Gymnasium besuchte. In dem anderen brachten sie die Mutter unter und für das gesamte Familienleben blieben ihnen ein Zimmer von reichlich achtzehn Quadratmetern, in dem sie und ihr Mann auch noch schliefen. Zur Arbeit konnte sie nicht mehr gehen, weil die Pflegebedürftige rund um die Uhr betreut werden musste. Die Mutter fand nicht einmal mehr die Toilette neben ihrem Zimmer von allein.

Glücklicherweise gelang es Sarah nach einer Woche häuslicher Pflege ein Einbettzimmer in einem Alten- und Pflegeheim für sie zu bekommen.

Wieder einmal denkt sie voller Dankbarkeit an ihren Sohn Andreas. Der schaffte es, auch noch in dieser schlimmen Zeit liebevoll und gelassen mit seiner Oma umzugehen.

Warum konnte sie das nicht? Bohrend steht diese Frage im Raum.

Sarah weiß, dass sich nichts mehr ändern lässt, weil ihre Mutter 1995 gestorben ist. Aber sie bemüht sich, endlich einen inneren Frieden mit ihr zu schließen, weil auch die Mutter ein Opfer war. Jetzt hat sich Sarah ihr eigenes Versagen von der Seele geschrieben. Dem gibt es nichts hinzuzufügen, außer, dass sie sich schämt. Schämt, weil sie nicht stärker war.

Das Meisental

Es goss, was das Zeug hielt. Sarah fuhr auf der mittleren Spur der Autobahn und hoffte, von den Windböen nicht hinweggefegt zu werden. Krampfhaft steuerte sie dagegen an. Mein Gott, machte der Sturm ihrem kleinen Auto zu schaffen. Sarah wurde immer unruhiger. Vielleicht hatten die Räder nicht genug Luft? Ob es sie deshalb so zur Seite zog?
Mit schlottrigen Knien fuhr sie zur nächsten Tankstelle, um Benzin nachzutanken und vor allem die Luft in den Rädern zu überprüfen. Na ja, überprüfen zu lassen. Noch nie hatte sie sich selbst um die Luft gekümmert, weil sie Angst hatte, dabei etwas falsch zu machen. Sarah hielt nach einem Tankwart Ausschau, lächelte ihn an und bat, ihr bei der Luftdruckkontrolle behilflich zu sein. Nach dem der Mann alles überprüft hatte, beruhigte er sie und riet, etwas langsamer zu fahren. Die kleinen Autos hätten nun mal nicht so eine gute Straßenlage. Wenn auch nicht optimistisch, fuhr Sarah seelisch gestärkt weiter.
Gerade hatte sie sich halbwegs von ihrer Angst erholt, als ein großer Vogel direkt auf ihre Autoscheibe zuflog. Sarah schrie auf und duckte sich, als der Vogel mit einem Krachen ihr Auto streifte. Mit zitternden Knien fuhr sie auf den Randstreifen. Die Scheibe war unbeschädigt. Da hatte sie ja noch einmal Glück gehabt.
Endlich riss der Himmel auf, und die Sonne kam durch die Wolken. Sarah spürte, wie sich eine zaghafte, freudige Spannung auf die Kur in ihr breit machte. Nach Monaten stellte sie sich wieder einmal Musik im Auto an. Vielleicht gab es ja doch noch einen neuen Anfang für sie?
Als Sarah um vierzehn Uhr in der Kurklinik ankam, wurde die Parkanlage vor dem Haus geschmückt. Es schien, als wollte man ihr einen besonderen Empfang bereiten. Neugierig sah sie sich um. Als ihr ein Mann zulächelte, lächelte sie zurück und freute sich, dass sie ein hübsches Kleid trug.
Der Blick auf das Gebäude stimmte sie froh. Es sah über-

haupt nicht wie eine Gesundheitseinrichtung, sondern eher wie ein Hotel aus. Die Eingangshalle wirkte richtig nobel. Sarah war überrascht und dachte an die Kureinrichtungen aus DDR-Zeiten zurück – kein Vergleich.
Sie suchte sich einen kleinen Transportwagen und lud ihre vielen Gepäckstücke auf. Der Empfang an der Rezeption war freundlich. Sie erhielt den Schlüssel für ein Zimmer in der fünften Etage und den Hinweis, dass gegen sechzehn Uhr ein buntes Programm im Park stattfinden würde. Vorher müsse sie sich aber zur Erstuntersuchung melden. Beim Betreten des Zimmers war Sarah überwältigt. Das es so etwas Schönes gab! Hier musste sie gesund werden! Ihr Zimmer ging zur Südseite, hatte einen Balkon, eine eigene Dusche und Toilette.
Und dann dieser Ausblick! Sie sog ihn in sich auf.
Sarah spürte, dass ihr mit jedem guten Gedanken Kräfte wuchsen. Sie begann sofort einige Sachen auszupacken, weil sie den Nachmittag nutzen und zu dem bunten Programm wollte. Eilig machte sie sich frisch und ging zum Arzt.
Gespannt betrat sie den Untersuchungsraum. Ein älterer Mediziner bat sie herein und begann sofort mit dem Aufnahmeprotokoll. Zunächst sollte Sarah ihm ihre Medikamente nennen. Danach wollte er sich mit ihr über den einzuschlagenden Weg verständigen. Die Kranke hatte ihre Tabletten mitgebracht und legte sie auf den Tisch.

Ob er wohl etwas Besseres wüsste als ihre Ärzte, ging es ihr durch den Kopf. Sarahs Gedanken wurden unterbrochen. „Sie nehmen Schlaftabletten?“, fragte der Doktor, während er auf ihre Medizin deutete. Die Kranke nickte. „Ich lehne das ab. Die werden Sie bei uns weglassen.“ Sarah starrte ihn an. War der noch normal? Hatte dieser Mensch überhaupt eine Ahnung, was eine solche Schlaflosigkeit wie die ihre bedeutete?
Mit einer bis dahin verschütteten und deshalb schon ungewohnten Energie sah sie den Arzt an: „Nein, das geht nicht,

ohne diese Tabletten kann ich überhaupt nicht schlafen."
„Dann werden Sie das eben bei uns lernen."
Sarah glaubte, ohnmächtig zu werden. Die waren lebenswichtig für sie, das konnte er nicht machen. Sie entschloss sich, für ihre Tabletten zu kämpfen und brachte mit halb erstickter Stimme heraus: „Mein behandelnder Professor hat die mir aber verordnet."
Der Arzt ließ sich davon nicht beeindrucken und blieb dabei, dass man ihr das Zeug abgewöhnen werde. Wenn sie aber meine, ohne diese Medizin nicht auskommen zu können, werde man ihr zunächst eine halbe Tablette zugestehen. Alles, was er danach sagte, rauschte an ihr vorbei.
Stumpf verließ Sarah den Raum, schlich in ihr Zimmer zurück, ließ sich auf das Bett fallen und starrte an die Decke. Von Ferne hörte sie Musik. Ach so, die Veranstaltung. Sie machte das Fenster zu, legte sich zurück und verharrte fast regungslos bis zum Abendbrot.
Das Angebot am Büfett interessierte sie nicht. Sarah nahm irgend etwas, stocherte darin herum, schob es zur Seite und ging zurück in ihr Bett.

Eine Woche war sie nun schon in dieser Kureinrichtung. Nichts, aber auch gar nichts machte ihr Freude. Entsetzlich, wie sie bei strahlendem Sonnenschein so stumpf sein konnte. Sarah fragte sich, was ihr beim Einzug in die Klinik gefallen hatte. Sie hatte es vergessen!
Jetzt spürte sie nur noch Widerwillen. Schon beim Betreten des Kurgebäudes stellten sich in Minutenschnelle Quaddeln auf Armen und Beinen bei ihr ein. Es überzog sie wie ein böser, dicker Ausschlag und juckte obendrein fürchterlich. Wie besessen zerkratzte Sarah sich dann ihre Gliedmaßen. Erst, wenn es teilweise blutete, wurde sie etwas ruhiger und suchte den diensthabenden Arzt auf. Sie bekam eine Calciumspritze, die eine kurzfristige Linderung brachte. Unter den Klinikärzten erlangte sie damit eine traurige Berühmtheit.

Wieder einmal hatte Sarah lustlos in dem Mittagessen herumgestochert und sich gefragt, wie lange sie die Kur noch ertragen musste. Die Frage war natürlich Quatsch, weil sie genau wusste, dass es noch fünf lange Wochen bis zur Abreise dauern würde. Sie hatte aber keine Lust mehr, dazubleiben. Missmutig sah sie sich im Speiseraum um, bis ihr Blick auf Patienten fiel, die sich vergnügt unterhielten. Einige lachten sogar, als sie nach draußen in den Park gingen. Während Sarah vom Tisch aufstand, dachte sie daran, dass auch sie früher aus Herzenslust lachen konnte. Sie überlegte, ob sie an die frische Luft gehen oder sich lieber gleich in ihrem Zimmer verkriechen sollte.

Unentschlossen ging sie vor die Tür. Ihre Augen spazierten ziellos über die Blumen und den Rasen, bis sie an einer Parkbank halt machten, auf der eine große rothaarige, etwas üppige Frau saß. Sarahs Blick blieb an ihr hängen, irgendwie wirkte sie etwas exzentrisch. Sie fiel aus dem Rahmen.

Ob sie die Unbekannte ansprach? Früher wäre ihr das nicht schwer gefallen. Aber jetzt? Am liebsten hätte Sarah eine Mark hochgeworfen und Kopf oder Zahl entscheiden lassen. So ein Unsinn!

Sie überwand sich, ging zu der Bank mit der Unbekannten und fragte, ob sie sich zu ihr setzen dürfe. Die Frau forderte sie mit einem leisen Lächeln ihrer blauen Augen auf, Platz zu nehmen. „Wann bist du denn angekommen?", begann Sarah. „Ich habe dich noch gar nicht gesehen." Die Neue sah sie verwundert an und antwortete: „Heute." Die Fremde schien über das vertraute „Du" erstaunt. Entschuldigend fügte Sarah an: „Alle sprechen sich hier mit du an. Wenn Ihnen das unangenehm ist, muss es ja nicht sein."

Sie winkte ab: „Nein, nein, gar nicht, es ist nur ungewohnt. Lass uns dabei bleiben, ich bin Jane."

„Und ich, Sarah. Verrätst du mir, woher du kommst?"

„Aus einem Nest bei Potsdam." „Und in welcher Abteilung bist du untergebracht?", fragte Sarah weiter. „In der Fünf."

„Ach, – ich auch."

Nach dieser Antwort wusste Sarah, dass die Neue starke psychische Probleme hatte. In den fünf Abteilungen der psychosomatischen Klinik wurden die verschiedensten Erkrankungen behandelt. In der FÜNF waren die Patienten mit schweren Depressionen untergebracht.
Sarah erzählte Jane, dass die Einheimischen die Kurklinik auch als Meisental bezeichneten. „Tal" war klar. Aber für die Meisen gab es zwei unterschiedliche Interpretationen. Die Angestellten der Klinik erklärten, die Bezeichnung hätte ihren Ursprung in den vielen Meisen, die in der Gegend herumzwitscherten. Die Einheimischen brachten es mit den Kranken in Zusammenhang.
Aber auch die Patienten der Kureinrichtung selbst diffe-renzierten fein. Die von der ZWEI, der Orthopädischen, fühlten sich den FÜNFERN überlegen, weil sie meinten, glücklicherweise keine Macke zu haben.
Als Sarah einen Moment innehielt, staunte sie über sich. Wieso erzählte sie das alles der Fremden? In ihre Gedanken hinein erklärte Jane, dass es Zeit für sie würde, weil sie noch den Koffer auspacken und zur Erstuntersuchung gehen müsse. Sarah lächelte der Rothaarigen mit dem Knoten und den langen Beinen hinterher. Es wäre interessant, sie näher kennen zu lernen.

Jane

Jane ging in ihr Zimmer und räumte ihre Sachen aus dem Koffer in den Schrank. Seltsam, sie hatte die Stimme der Frau noch im Ohr, bei der sie so lange unten geblieben war – bei dieser Sarah. Schon lange hatte sie mit keinem Fremden mehr gesprochen. Selbst ihrem Mann war sie aus dem Weg gegangen. Mit diesen Gedanken legte sie sich auf ihr Bett und starrte den Telefonhörer an. Ob Landgraf anrufen würde? Sie hypnotisierte das Telefon. Unsinn, der sollte sie gar nicht mehr anrufen. Es war wirklich besser, wenn er sich

nicht meldete. Mein Gott, was hatte sie unter diesem Menschen gelitten! Nein und nein! Sie würde den Hörer auflegen, wenn Landgraf anrief. Es war aus und vorbei.
In die Stille hinein schrillte das Telefon. Jane riss den Hörer von der Gabel und flüsterte „Ja." „Frau Kostow, würden Sie bitte zur Erstuntersuchung kommen," forderte sie die Stationsschwester auf.
Wie ferngesteuert lief Jane los und war wütend auf sich, weil sie schon bei dem bloßen Gedanken, Gregor könnte am Telefon sein, die Kontrolle über sich verlor. Die Untersuchung war ihr gleichgültig. Sie ließ alles über sich ergehen und hoffte nur, bald wieder in ihrem Zimmer zu sein.
Kaum waren die letzten Worte des Arztes verklungen, hetzte sie zurück. Jane sah auf die Uhr: fünfzehn Uhr und fünfundvierzig Minuten. Um sechzehn Uhr hatte Gregor Feierabend.
Sie setzte sich auf den Balkon mit Blick zum Telefon und blieb wie festgenagelt auf ihrem Stuhl. Sie hatte ja gewusst, dass er nicht anrufen würde. Aus ihren Selbstgesprächen riss sie die Telefonklingel. „Kostow," murmelte sie.
„Na, meine Hübsche, bist du gut angekommen?"
Jane klammerte sich an den Telefonhörer: „Du, das ist schön, dass du heute schon anrufst." Ihre Stimme hatte eine dunkle Erregtheit, als sie die ersten Worte herausbrachte.
„Ich muss doch sehen, wie es dir geht. Sage mal, Mädchen, freust du dich, wenn ich dich von Donnerstag bis Sonnabend besuche? Komm, sage, dass du dich freust."
Jane starrte auf das Telefon. Konnte das wirklich sein, dass Gregor in drei Tagen zu Besuch kommen wollte? „Ist das wirklich wahr, dass du mich so schnell sehen möchtest?"
„Aber Jane, deshalb rufe ich doch an. Also, alles klar?"
„Gregor, du, hörst du, ich freue mich." „Bis Donnerstag! Ich werde so gegen vierzehn Uhr eintreffen. Zieh dir etwas Schönes für mich an."
Nach dem Anruf legte Jane sich lächelnd aufs Bett bis es an der Zeit war, sich fürs Abendbrot fertig zu machen. Siebzehn

Uhr dreißig, eine Zeit zu der sie sonst Kaffee trank. Offenbar wollten die Küchenfrauen zeitig Feierabend haben.
Als Jane den Speiseraum betrat, zog sie die Blicke von Männern und Frauen auf sich. Für die einen, möglicherweise eine Beute, für die anderen eine Konkurrenz. Sie merkte von alledem nichts, sondern lief – leicht vor sich hin lächelnd – am Büfett entlang. Schade, dass sie diese Sarah nicht entdecken konnte. Flüchtig blickte sie sich die anderen Patienten an, etwas Aufregendes sah sie nicht.
Der angebotene Aufschnitt war langweilig. Gut so! Letztlich wollte sie ohnehin schlanker werden. Nach dem Abendbrot ging sie in den Park, um nach Sarah Ausschau zu halten.
Jane setzte sich in die Nähe der großen Eingangstür und wartete. Mit dieser Frau könnte sie vielleicht warm werden. Die teilweise traurigen Typen mit dem stumpfen Blick aus dem Speisesaal wollte sie nicht sehen. Da könnte sie sich ja gleich mit ihrem Spiegelbild anfreunden.

Eine Bekanntschaft wächst

Auch Sarah ging nach dem Essen vor die Tür. Ob die Neue draußen war? Als sie Jane auf der Bank entdeckte, ging sie zaghaft auf sie zu. Sie wollte sich nicht aufdrängen. Während sie noch darüber nachdachte, wie sie am besten mit ihr ins Gespräch käme, kam die schon auf sie zu. „Na, wie bist du mit dem ersten Tag klargekommen?“, begann Sarah, „gefällt es dir hier?“ „Gefallen, was heißt gefallen, das ist ein Fremdwort für mich geworden. Ich versuche mich einzurichten.“
Schweigend liefen beide weiter, bis Sarah Jane nach ihrem Beruf fragte. Da hellte sich deren Gesicht etwas auf. Sie erzählte, dass sie Fotografin sei und male. Bis zu ihrer Erkrankung hatte sie als Pressefotografin gearbeitet. Ihr Mann sei Journalist, fügte sie noch an. „Klingt gut, nicht? Trotzdem sind wir ein eigenartiges Paar. – Und du, was machst du?“

Sarah erzählte von ihrer Arbeit im Wohlfahrtsverband und ihrem Mann, der eine Musikschule leitete, sprach über ihre Söhne und darüber, wie unterschiedlich beide sind. Das Gespräch plätscherte noch ein wenig dahin, bis es dunkel wurde.
Als Sarah in ihr Zimmer ging, wunderte sie sich, dass sie nicht von allein darauf gekommen war, dass Jane eine Künstlerin ist. Mit ihren Haaren und ihrer Kleidung fiel sie aus dem Rahmen und sah irgendwie sogar ein wenig schräg, aber interessant aus. Die Bekanntschaft mit der Neuen würde sie gern vertiefen, obwohl sie auf den zweiten Blick auch etwas Abweisendes, nein, das war falsch, eher etwas Distanziertes hatte.
Drei Tage waren seit ihrem Kennenlernen verstrichen, als Sarah nach dem Mittagessen aufgeregt von Jane angesprochen wurde: „Hast du einen Moment Zeit für mich?“
Jane machte einen fahrigen Eindruck, als sie Sarah mitteilte, dass sie schon um vierzehn Uhr Besuch bekommen würde.
„Das ist doch schön für dich. Da kannst du dich doch freuen.“
„Mach ich ja. Aber irgendwie habe ich auch Angst. Es ist nämlich nicht mein Mann, der kommt. Das darf unter keinen Umständen rauskommen. Kannst du mir den Rücken freihalten und mich beim Abendbrot entschuldigen? Ja?“ Als sie zustimmend nickte, stürzte Jane los.
Sarah blieb noch eine Weile auf der Bank sitzen. Danach sonnte sie sich auf der Wiese. Als sie leicht gerötet zurückkam und das Foyer betrat, glaubte sie ihren Augen nicht zu trauen. Das war doch nicht die gemütskranke Jane?, – diese attraktive, strahlende Frau, deren langes Haar an der einen Seite locker hinter die Ohren gekämmt war, während sie ihr an der anderen Seite leicht in die Stirn fielen. In ihrem enganliegenden Kleid sah sie trotz ihrer Üppigkeit wie ein Mannequin aus. Das war keine Depressive aus einer psychosomatischen Klinik. Sarah blieb wie angewurzelt stehen und sah ihr nach, bis sie in ein großes Auto stieg.
Am nächsten Morgen wirkte Jane wie aus einer anderen Welt. Sie wartete schon ungeduldig auf Sarah: „Fällt dir etwas ein,

wie ich mich vor dem Mittagessen und dem nachmittäglichen Wandern drücken könnte?" „Geh schon los," beruhigte sie die Aufgeregte, „ich mach das schon."
Trotz ihres Wahrheitsfimmels schwindelte Sarah für Jane, ohne mit der Wimper zu zucken. Kompliziert wurde es erst am folgenden Morgen, als sie beim Frühstück von Janes Tischnachbarn angesprochen wurde, ob die vielleicht krank sei und sie die Schwester informieren sollten. Sarah wehrte mit einem Lächeln ab. Nein, sie habe schon früh eine Wasserbehandlung. Deshalb werde sie ihr auch ein Brötchen schmieren und es aufs Zimmer bringen.
Die Patienten des Tisches sahen verwundert hoch, aber davon ließ Sarah sich nicht beirren. Sie versicherte noch einmal, dass alles seine Ordnung hätte.
Und dann war der männliche Unruheherd abgereist. Schade, dass Sarah diesen Mann nicht ein einziges Mal aus der Nähe gesehen hatte, dabei hatte sie so viel für ihn geschwindelt.
Endlich, am Abend des dritten Tages, tauchte Jane blass und traurig beim Abendessen auf. Sarah blieb fast der Bissen im Halse stecken. Um Himmels Willen, was war passiert? Zügig beendete sie ihre Mahlzeit, ging nach draußen, um auf einer Bank zu warten. Als sie noch überlegte, was sein könnte, kam Jane angeschlichen und setzte sich zu ihr.
Sarah war sprachlos. Bis sie Janes Hand ergriff, sie behutsam streichelte und fragte: „Was ist denn los? Habt ihr euch gestritten? Du bist ja völlig fertig." Jane starrte vor sich hin. Bis es aus ihr herausbrach: „Sarah, es raubt mir den Verstand. Wenn Gregor und ich uns treffen, erfasst mich ein unbeschreibliches Glücksgefühl, geht er aber wieder los, ist alles grau und hoffnungslos. Jedes Mal schwöre ich mir, ihn nie wiederzusehen, weil ich diese Qualen nicht noch einmal ertragen will. Höre ich aber seine Stimme, sind alle guten Vorsätze dahin. Warum bin ich Gregor bloß so ausgeliefert? Kennst du das? Kennst du so etwas?" Jane konnte nicht weiterreden, weil Tränen ihre Stimme erstickten. „Ich bin süchtig, hörst du, süchtig nach diesem Mann."

Eine Weile saßen sie schweigend nebeneinander, bis Jane weitersprechen konnte: „Ich kann heute Abend nicht alleine sein. Hast du Lust, zu mir zu kommen? Ich habe eine Flasche Wein, die wir trinken könnten." Die Gefragte zögerte nicht einen Moment, zuzusagen.
Als sie aufgewühlt von dem Gespräch in ihr Zimmer zurückkam, klingelte das Telefon. Jürgen war dran und informierte sie, dass er sich am kommenden Donnerstag mit seinen Schwestern in der Nähe träfe und sie danach gern besuchen würde. Sarah sagte zu, obwohl sie zwiespältige Gefühle bewegten, wenn sie an seinen Besuch dachte. Es lag so viel Unausgesprochenes zwischen ihnen. Gefangen von ihren eigenen Problemen machte sie sich nachdenklich für die Einladung fertig.

Eine unbewältigte Sucht

Jane hatte den Tisch auf ihrem Balkon liebevoll hergerichtet. Ein Strauß Rosen, zwei als Weingläser umfunktionierte Zahnputzgläser und etwas zum Knabbern schafften Atmosphäre.
„Es ist schön, dass du gekommen bist, Sarah. Ich konnte heute nicht allein sein, ohne Gefahr zu laufen, wieder abzustürzen. Ich muss mit jemandem reden. Bist du bereit mir zuzuhören? Ich habe probiert, mich einem Psychologen anzuvertrauen. Es ging einfach nicht. Ich hatte das Gefühl, an ihm vorbeizureden, bis ich die Konsultationen schließlich ganz abbrach. Ich will auch keinen neuen Versuch mehr wagen.
Trotzdem muss alles mal raus. Aber nicht bei jemandem, der mir mit seinen einstudierten Weisheiten kommt. Willst du meine Vertraute werden?"
Als Sarah nickte, goss sie den Wein ein. Sie stießen miteinander an und tranken ihren ersten Schluck.
„Eigentlich weiß ich nicht einmal genau, wann mein seelisches Durcheinander begonnen hat. Vermutlich trage ich die Anlagen dazu in mir. Obwohl ich meistens gelebt, geliebt

habe und fröhlich war, konnte von einem auf den anderen Tag alles über mir zusammenbrechen und ich war todtraurig.

Am Besten beginne ich von vorn. Ich bin ein Nachkriegskind – Jahrgang 46. Weißt du, so ein Beutekind. Meine Mutter hatte sich unsterblich in einen Amerikaner verliebt und ich war das Ergebnis. Leider war mein Vater schon verheiratet und verließ uns, als ich gerade zwei Jahre alt war. Und so wuchs ich als behütetes Kind einer alleinstehenden Frau im Haus meiner Großeltern auf. Ich wurde verwöhnt und war der Liebling unserer Familie. Meine Mutter ließ mich nie aus den Augen. Wo wir auftauchten, war ich das liebe Töchterchen einer attraktiven Frau und anerkannten Fotografin. Als Kind fühlte ich mich in dieser Rolle wohl. Aber als junges Mädchen, mit sechszehn etwa, wollte ich kein Anhängsel meiner Mutter mehr sein und immer wieder hören: „Na, das hübsche Töchterchen auch dabei?" Die einen sagten es spöttisch, die anderen meinten es ernst. Ich hatte genug und wollte endlich selbst wer sein. Ich begann mich auffällig zurechtzumachen und genoss es, wenn die Jungs hinter mir her waren.

Du hättest mich mal mit meiner ellenlangen, blondierten Mähne sehen müssen. Nun hatte ich das Gefühl, etwas Besonderes zu sein. Dieses Glück hielt nicht lange vor, weil mein Selbstvertauen kein wirkliches, sondern nur ein zur Schau getragenes war. Ich spürte es schnell, meine Wirkung war nur äußerlich. Ich wandelte weiterhin im Schatten meine Mutter, die erfolgreich ein Fotoatelier leitete. Bei uns gingen die Künstler ein und aus, weil ihr Stil zu fotografieren gefragt war.

Schließlich kam ich zu der Überzeugung, dass dieser Beruf der Schlüssel zu ihrem Erfolg war. Darum begann ich nach dem Abi mit der Ausbildung zur Fotografin. Das war sicher die falscheste Entscheidung, die ich hatte treffen können. Statt mich abzunabeln und etwas anderes als meine Mutter zu machen, arbeitete ich nun auch noch in ihrem Atelier. Als

Fotografin wurde ich zunächst überhaupt nicht wahrgenommen, sondern war und blieb nur die hübsche, verwöhnte Tochter einer angesehenen Frau. Manchmal, wenn ich wieder einmal von den Kollegen und Kolleginnen übergangen wurde, hätte ich am liebsten angeschrieen: „Ich bin auch wer!" Mein Aufschrei wäre verpufft.
Und heute weiß ich – die hatten Recht.
Wie sollte mich jemand als Persönlichkeit wahrnehmen, wenn ich ständig hinter meiner Mutter herdackelte. So hatte ich schon als Jugendliche häufig das Gefühl, nicht wirklich gebraucht zu werden und fragte mich, warum ich überhaupt auf dieser Welt bin.
Überall musste meine Mutter die Erste sein, ihre Dominanz erdrückte mich. Das stürzte mich in manches Tief. Wenn ich daraus wieder auftauchte, überlegte ich pausenlos, womit ich mich hervortun könnte. Ich wollte auch etwas Besonderes sein. Etwas leisten, was sie nicht konnte. Deshalb begann ich zu malen. Sie sollte sehen, was in mir steckt. Das Malen brachte nicht den erhofften Durchbruch. Ich war nicht schlecht, aber wiederum auch nicht so gut, dass es mir gelungen wäre, in die erste Reihe vorzudringen. Nach dem die Malerei mir auch nicht den gewünschten Erfolg brachte, beschloss ich aus der häuslichen Obhut ausbrechen. Ich sah es als einen Wink des Schicksals, als ich mit zwanzig Jahren glaubte, den Mann fürs Leben gefunden zu haben.
Mein Prinz, ein selbständiger Werbefotograf, sah gut aus und hatte mir total den Kopf verdreht. Das Tollste aber war: Ich fühlte mich als Nummer Eins!
Wir waren glücklich und heirateten bereits ein halbes Jahr später, weil sich ein Baby angekündigt hatte. Als unsere Tochter Claudia geboren wurde, war ich einundzwanzig Jahre. Kurz nach der Entbindung erfuhr ich, dass mich Bernd schon während der Schwangerschaft betrogen hatte. Ich war tief verletzt und bekam depressive Störungen.
Aber dann setzte das Verhaltensmuster ein, was ich bis heute nicht losgeworden bin. Ich verzieh meinem Mann, als er

versprach, mir in Zukunft treu zu sein und sich herausredete, dass es sich nur um einen Ausrutscher gehandelt hätte. Nicht ihn machte ich für sein Verhalten verantwortlich, sondern die Frauen, die es ihm so leicht machten. Ich glaubte ihm, weil ich das wollte. Wir führten eine harmonische Ehe. Mein Mann kümmerte sich liebevoll um unsere Tochter, wenn es seine Zeit erlaubte.
Nach etwa zwei Jahren bemerkte ich, dass Bernd seine Versprechungen nicht gehalten hatte und wieder den Verlockungen durch andere Frauen erlegen war. Vielleicht hatte er sie aber auch gesucht. Das war bitter! Obwohl ich wochenlang verzweifelt war, blieben wir verheiratet, weil Bernd unsere kleine Familie großzügig versorgte, und ich darauf nicht verzichten wollte.
Bald gingen wir unsere eigenen Wege. Wir suchten uns andere Partner, machten alle zusammen Urlaub, schliefen durcheinander und redeten uns ein, eine freie Ehe zu führen.
Irgendwann hatte ich von dem Durcheinander genug und reichte die Scheidung ein. In mein Leben und das meiner Tochter sollte Ruhe einziehen.
Monatelang verkroch ich mich zu Hause, so weit sich das mit meiner Arbeit und dem Kind vereinbaren ließ. Den Kontakt zu meinem ersten Mann habe ich nie abgebrochen. Immer verzieh ich den Männern, wenn sie mich betrogen und suchte die Schuld bei den anderen Frauen oder mir. Das ist blöd. Aber ich bin so. Vielleicht liegt das an meinem mangelnden Selbstvertrauen, vielleicht aber auch an dem Wunsch, von allen geliebt werden zu wollen.
1975 lernte ich bei einem Empfang einen Journalisten näher kennen, den ich wegen seiner Arbeit schon lange bewunderte. Seine Ausstrahlung, sein Geist und Witz fachten meine Fantasie an. Es störte mich auch nicht, dass Karl fast einen Kopf kleiner und fünfundzwanzig Jahre älter war als ich. Häufig verbrachten wir unsere Freizeit gemeinsam und spürten, dass mehr zwischen uns war als nur Arbeit.

Karl umwarb mich, ich war die Nummer Eins. Bei ihm konnte ich mich anlehnen und fand den Halt, den ich suchte.
Meine Mutter, die nur zwei Jahre älter als Karl ist, bekam fast eine Krise, als ich ihr ein Jahr später eröffnete, dass wir heiraten würden. Mit allem Nachdruck wies sie mich auf die Unsinnigkeit meines Entschlusses hin und war sich sicher, dass ich diesen Schritt in einigen Jahren bereuen würde. Mich interessierten ihre Vorhaltungen nicht. Erstens wusste sie ohnehin immer alles besser, und zweitens war ich glücklich.
Karl und ich zogen in einen Vorort von Potsdam, schon um räumlich etwas getrennt von meiner Mutter zu sein. Mit Beziehungen war es uns gelungen, ein Haus am Wasser zu bekommen, das früher DDR-Flüchtlingen gehörte. Obwohl vieles darin in Ordnung zu bringen war, freuten wir uns. Ich arbeitete weiter bei meiner Mutter in Potsdam, weil ich zu feige war, mich ernsthaft um etwas anderes zu kümmern. Zwar träumte ich davon, mich selbständig zu machen, brachte aber nie die Courage dafür auf. Meine Mutter war es auch, die mich auf die Presseschiene schob. Obwohl ich anfänglich keinen Spaß daran hatte, dankte ich ihr überschwänglich. Schließlich rang sie sich sogar dazu durch, mich als ihre Stellvertreterin einzusetzen. Das hinderte sie allerdings nicht, Entscheidungen von mir häufig rückgängig zu machen oder sie gleich ganz zu ignorieren.
Der Erfolg war, dass die Mitarbeiterinnen mich nicht ernst nahmen und übergingen. Ich ärgerte mich maßlos über meine Mutter, hatte aber nicht den Mut, ihr das zu sagen. Wenn ich ehrlich bin, war und bin ich ein Schlappschwanz. Meine Stütze und mein seelischer Aufheller war entgegen aller Unkenrufe Karl. Wir haben mindestens fünfzehn Jahre gut zusammen gelebt. Wenn er mit der Zeit auch etwas rundlich wurde, war und blieb er rücksichtsvoll und lieb.
Natürlich stellten sich auch bei uns mit den Jahren sexuelle Ermüdungserscheinungen ein. Wir entwickelten ein freundschaftliches Verhältnis zueinander. Ich war zufrieden und glaubte, mit meinen siebenundvierzig Jahren gut auf Sexualität

verzichten zu können. Wenn ich wirklich einmal das Bedürfnis hatte, mit einem Mann zusammen sein zu wollen, war das kein Problem für mich. Karl war großzügig und ich vermied Provokationen. Bis zum vorigen Sommer ging alles gut.

Was meinst du, Sarah, ist am Wichtigsten im Zusammenleben zwischen Mann und Frau? Die gleiche intellektuelle Ebene, die Harmonie oder der Sex? Ich finde keine Antwort. Klar wäre es wunderbar, wenn alles zusammenkäme. Gibt es aber nicht. Wenn mir jemand erzählt, alles das in einem Partner zu haben, weiß ich, dass er träumt, sich etwas vormacht oder angeben will."

„Ich weiß es auch nicht. Tatsache ist doch, dass wir uns alle irgendwie arrangieren und entscheiden müssen, was für uns das Wichtigste ist. Denkst du, ich wollte keinen Prinzen? Natürlich habe ich auch nach einem solchen gesucht und erkannt, dass der, den ich dafür hielt, letztlich nur ein Frosch war. Ein verzauberter Frosch, damit ich mich in ihn verliebe und glaube, den Größten und Schönsten gefunden zu haben.

Dann wurde mir klar, dass es den vollkommenen Partner nicht gibt. Weißt du Jane, ich habe in meinem Innersten oft an unserer Ehe herumgemäkelt. Nicht an der, die wir nach außen zeigten, sondern an der, die wir nach innen lebten. Ich wollte Vollkommenheit, ohne sie selbst zu besitzen. Jetzt nach vielen Jahren habe ich neu gewichtet und entschieden. Um es mit einem Gedicht von Kurt Tucholsky zu sagen:

Der andere Mann

Du lernst ihn in einer Gesellschaft kennen.
Er plaudert. Er ist zu dir nett.
Er kann dir alle Tenniscracks nennen.
Er sieht gut aus. Ohne Fett.
        Er tanzt ausgezeichnet. Du siehst ihn dir an ...
        Dann tritt zu euch beiden dein Mann.

Und du vergleichst sie in deinem Gemüte.
Dein Mann kommt nicht gut dabei weg.
Wie er schon dasteht – du liebe Güte!
Und hinten am Hals der Speck!
    Und du denkst bei dir so: „Eigentlich...
    Der da wäre ein für Mann für mich!"
Ach, gnädige Frau! Hör auf einen wahren
Und guten alten Papa!
Hättest du den Neuen: in ein, zwei Jahren
ständest du ebenso da!
    Dann kennst du seine Nuancen beim Kosen;
    Dann kennst du ihn in Unterhosen;
    dann wird er satt in deinem Besitze;
    dann kennst du alle seine Witze
    Dann siehst du ihn in Freude und Zorn,
    von oben und unten, von hinten und vorn.
Glaub mir: wenn man uns näher kennt,
gibt sich das mit dem happy end.
Wir sind manchmal ganz reizend, auf einer Feier ...
Und den Rest des Tages ganz wie Herr Meyer.
Beurteil uns nie nach den besten Stunden.
Und hast du einen Kerl gefunden,
mit dem man halbwegs auskommen kann:
    dann bleib bei dem eigenen Mann!
...

Schon als ich dieses Gedicht als junge Frau zum ersten Mal gelesen habe, beeindruckte es mich. Ich fand es geistreich, ohne zu begreifen, dass es nicht nur für andere, sondern auch für mich Gültigkeit haben würde.

„Das ist wirklich ein realistisches Gedicht und wäre eigentlich ein schöner Abschluss. Darf ich dir trotzdem noch ein bisschen von mir erzählen?" Sarah nickte.

Ein Gefühl bricht sich Bahn

Im Juli 1993 hatte Karl von einem großen Bauunternehmen – anlässlich seines dreißigjährigen Bestehens – eine Einladung zu einer Fete nach Berlin bekommen. Es sollte ein Dankeschön für Geschäftsfreunde und andere, für sie wichtige Partner sein. Ich freute mich, ihn begleiten zu dürfen. An einem Freitagabend fuhren wir – die Gäste der Zweigstelle des Bauunternehmens aus Potsdam – mit einem Sonderbus nach Berlin.
Schon auf der Hinfahrt waren alle in bester Stimmung. Meinen Fotoapparat hatte ich natürlich dabei. Vielleicht könnte ich von einigen interessanten Leuten Bilder schießen. Als wir in Berlin ankamen, nieselte es leicht. Der große Hof des Unternehmen war festlich hergerichtet. Die Gäste strömten von allen Seiten herein. Wir suchten uns als erstes einen Platz an einem der langen Holztische und -bänke und kamen dabei neben Bekannte und Unbekannte zu sitzen.
In Vorbereitung der Feier waren zum Schutz vor etwaiger Sonne große Sonnenschirme an den Tischen bereit gestellt worden. Auf der Bühne liefen die letzten Vorbereitungen zur Eröffnung.
Der Beginn verzögerte sich, weil inzwischen aus dem Nieseln ein Pladdern geworden war. Die Sonnenschirme wurden nun gegen den Regen aufgespannt. Wir rückten näher zusammen, um nicht nass zu werden.
Neben mir kam ein großer Mann zu sitzen. Ich registrierte ihn flüchtig und richtete meine Aufmerksamkeit wieder auf die Bühne, weil es endlich losging.
Ein Orchester übernahm den Auftakt. Dann wurden einige kurze Reden gehalten. In der Zwischenzeit zitterte ich vor Kälte, weil es sich merklich abgekühlt hatte und ich viel zu dünn angezogen war. Als das Büfett eröffnet war, sauste ich los, um mir etwas Warmes zu besorgen. Ich kam mit einer heißen Suppe zurück, balancierte damit vorsichtig über die Bank und hätte sie meinem Nachbarn beinah über seine Jacke geschüttet. Schlagartig war mir warm.

Mit ein paar belanglosen Bemerkungen bagatellisierte er den Vorfall. Seine Stimme und die Art, wie er das sagte, gefielen mir. Sein Dialekt verriet, dass er aus den alten Bundesländern kommen musste. Ich fragte ihn, woher er sei. Ohne eine Miene zu verziehen, nannte er Potsdam. Na, nicht direkt, sondern aus einem Vorort.
Ich musste lachen: „Wenn sie aus Potsdam kommen, fresse ich einen Besen." Natürlich hatte der gewusst, dass ich seinen wirklichen Herkunftsort meinte.
Aber die freche Art, wie er sich als einer von uns ausgab, ließ mich diesen Typ näher ansehen. Etwas reizte mich an ihm. Aber was?
Der Schalk in seinen Augen, der Klang seiner Stimme oder sein cooles Gehabe? Gott sei Dank! war mein Mann so in ein Gespräch vertieft, dass er für mich kein Auge hatte. Der Abend näherte sich seinem Ende. Ich wusste in der Zwischenzeit, dass der Hüne in einem Ministerium in Potsdam arbeitete und natürlich aus den alten Bundesländern kam. Beim Aufbruch hoffte ich, dass er vielleicht in unserem Bus zurückfahren würde. Leider war er mit seinem eigenen Auto da. „Schade!", dachte ich.
Der Sommer ging zur Neige, es war schon Ende August.
Mir ging es gut, weil ich eine neue Skulptur gestaltet hatte und es mir gelungen war, sie zu einer Vernissage auszustellen. Sie hatte Aufmerksamkeit erregt und war sogar positiv in den Zeitungen erwähnt worden.
Obendrein hatte ich noch einen lukrativen fotografischen Auftrag für eine Veranstaltung bekommen. Ich zog mir mein grünes Lieblingskleid an und war gespannt auf den Nachmittag. Schon am Eingang erlebte ich eine Überraschung. Der große Unbekannte aus Berlin kam freudestrahlend auf mich zu. „Guten Tag, Frau Kostow, schön, dass Sie auch da sind." Woher kannte der meinen Namen? Und warum strahlte er mich so an? Statt mich um die Fotos zu kümmern, unterhielt ich mich mit ihm. Als ich meine Arbeit nicht mehr aufschieben konnte, entschwand ich mit einem lockeren „bis dann".

Es fiel mir schwer, mich zu konzentrieren. Meine Augen waren ständig auf der Suche nach dem Unbekannten. Bis es mir gelang, mich zusammenzureißen und mich auf das Fotografieren zu konzentrieren. Als ich glaubte, alles Wichtige im Kasten zu haben, bummelte ich durch den Saal. Einfach so und freute mich, als mich der Fremde zum Trinken einlud. Ich schwebte an seinem Arm zum Ausschank. Während er nur eine Brause nahm, stiftete er mich zu einem Weinbrand an.
Wir suchten uns einen Stehtisch, andere Gäste gesellten sich dazu. Ausgelassen wie ein junges Mädchen unterhielt ich die Runde und war glücklich, dass mir der Unbekannte seine volle Aufmerksamkeit widmete.
Endlich nannte er seinen Namen – Gregor Landgraf. Das passte! Genau so wirkte er, wie ein Landgraf.
Als ich gehen musste, bot er mir an, mich nach Hause zu fahren. Es war unsinnig, das Angebot überhaupt in Erwägung zu ziehen. Mein Golf stand vor der Tür und ich wohnte zwölf Kilometer von Potsdam entfernt. Wie sollte ich am nächsten Tag ohne mein Auto zur Arbeit kommen? Ach, Karl würde mich schon fahren. Ich nahm die Einladung an, nur um neben diesem Mann im Auto zu sitzen. Mehr wollte ich nicht, sondern lachen und mit ihm fröhlich sein.
Wochen vergingen. Immer wieder kam mir dieser „Landgraf" in den Sinn. Ich hoffte, ihn wiederzusehen und malte mir aus, was das für ein toller Mann sein müsste. Ich formte mir ein Bild, in das ich mich verliebte.
Es dauerte einige Zeit, bis ich wieder ein Angebot von einem Potsdamer Ministerium erhielt. Ich sollte bei einer feierlichen Verabschiedung eines höheren Beamten fotografieren.

War es Fügung oder Zufall, dass es ausgerechnet Landgrafs Ministerium war? Obwohl ich nicht wusste, ob er da sein würde, war ich aufgeregt, als ich mich anzog. Ich räumte meinen Kleiderschrank ein und aus..., zog mir etwas an..., fand mich zu dick... und verwarf es wieder. Suchte Neues und

gefiel mir noch immer nicht. Ein Blick auf die Uhr verriet mir, dass ich mich schnellstens auf den Weg machen musste. Leider zählte auch mein Mann zu den Gästen. Hoffentlich lief ich ihm nicht gleich über den Weg. Gerade noch rechtzeitig, stürzte ich zum Veranstaltungsbeginn herein. Beim Fotografieren suchte ich den vollen Saal mit meinen Augen ab. Wo war denn bloß dieser Landgraf?
Meine Arbeit machte mir plötzlich keinen Spaß mehr. Als der Festakt vorbei war und ich schon alle möglichen und unmöglichen Bekannten begrüßt hatte, sah ich den Gesuchten allein an einem Tisch sitzen. Ich war elektrisiert und nur noch von dem Wunsch beherrscht, ihn zu begrüßen.
Mir fiel nichts Passendes ein. Ich konnte ihm doch nicht sagen, dass er mir seit unserem Treffen nicht mehr aus dem Kopf ging. Ich schlenderte an seinem Tisch vorbei. Als er mich sah, sprang er auf, bekam einen roten Kopf und lud mich ein, bei ihm Platz zu nehmen. Meine Beine zitterten, als ich mich setzte. Landgraf fragte, was ich trinken möchte, stand auf und ging es zu holen.
Als ich noch meine Gefühle ordnete, kam mein Mann freudig auf mich zu: „Mensch, ist das schön, dass ich dich endlich in diesem Gewühle finde."
Wie ein ertappter Sünder stammelte ich, dass ich mich auch freue. In dem Moment tauchte Landgraf mit dem Glas Wein auf. Beim Anblick meines Mannes zuckte er zurück und murmelte leise eine Begrüßung. Ich verabschiedete mich sofort, weil ich die Bilder noch fertig machen musste.
Die Bilder waren es auch, die mir eine Woche später einen Vorwand lieferten, mit Landgraf zu telefonieren. Ich redete mir allerdings ein, auf seine Meinung besonderen Wert zu legen. Mitten im Telefonat fragte mich dieser Mann, ob wir unser Gespräch nicht lieber bei einer Flasche Wein fortsetzen sollten. Heute passe es ihm nicht, aber übermorgen könne er es einrichten. Er würde mich abends um neunzehn Uhr von zu Hause abholen.
Ich war unheimlich aufgeregt, schließlich hatte ich das

Treffen mit forciert und nun ein schlechtes Gewissen. In meiner Arbeit war ich so schusselig, dass meine Mutter fragte, was mit mir los sei. Ich stotterte irgend etwas von diffusen Rückenschmerzen. Am Verabredungstag nahm ich frei. Im Haushalt ging mir nichts von der Hand. Um siebzehn Uhr beendete ich den Spuk und setzte mich in die Wanne. Danach – beim Blick in den Spiegel – fand ich mich zu dick. Was konnte man mit so einer Figur überhaupt noch anziehen?

Die letzten dreißig Minuten bis neunzehn Uhr verbrachte ich vor dem Fernseher.

19:00 Uhr – nichts rührte sich! War die Klingel kaputt? Ich ging nach draußen, um sie zu überprüfen, drückte auf den Klingelknopf. Es schrillte durchs Haus. Ich ging vor die Haustür, um nachzusehen, was los sei. Nichts war los.

Wieder im Wohnzimmer wurde mir Angst, dass mein Mann gleich nach Hause käme. Wie sollte ich Karl erklären, wohin ich so spät noch müsste. Ich brauchte nichts zu erklären, weil keiner von beiden kam. Um zwanzig Uhr war mir klar, dass mich mein Gefühl getäuscht hatte, als ich glaubte, Landgraf zu gefallen.

Zwanzig Uhr fünfzehn klingelte es Sturm. Der Verspätete rannte die Treppen hoch, ohne darüber nachzudenken, ob mein Mann zu Hause wäre. Als er in seiner vollen Größe vor mir stand, und ich zu einer Frage ansetzen wollte, kam nur: „Frag nicht, es ging nicht anders."

Was fiel denn dem ein?

Gregor fuhr mit mir in eine entfernt gelegene Gaststätte. Wir tranken Wein, ich aß auch etwas. Nein, ich stocherte nur auf dem Teller herum. Mit dieser geballten Männlichkeit kam ich nicht klar.

Als wir zurückfuhren, bog er von der Straße ab auf einen dunklen Nebenweg. Er nahm mich in seine Arme, küsste mich und wollte mit mir im Auto intim zusammen sein. War der verrückt? Am ersten Abend? Ich hatte sowieso Angst vor dem ersten sexuellen Kontakt mit so einem Macho und stotterte, dass ein Zusammensein im Auto für mich nicht in Frage käme. Außerdem, sei er ja wohl auch verheiratet. Gregor lachte: „Heute nicht." Beim Verabschieden vor unserem Haus versicherte er, sich etwas einfallen zu lassen.

Drei Tage später rief er an und lud mich auf sein Luftschloss ein. Ich hatte Herzklopfen, Angst und war neugierig auf das „Luftschloss". Glücklicherweise war mein Mann auf Reisen. Während der Fahrt zur Verabredung zitterte ich.

Als ich am Parkplatz in Gregors Auto umstieg, wollte ich sofort wissen, was ein Luftschloss sei. „Lass dich überraschen!" Nach einer längeren Fahrt kamen wir in einem Wald an. Es ging kreuz und quer über Holperwege, bis wir sein Ziel erreichten. Verdattert stieg ich aus dem Auto. Weit und breit kein Gebäude in Sicht.

Wohin wollte er denn? Gregor nahm mich an die Hand und ging mit mir zu einen Hochstand.

Was, da sollte ich hoch? Für solch eine sportliche Übung war ich denkbar ungünstig angezogen. Um mich nicht lächerlich zu machen, überwand ich die defekte Leiter mit meinen hohen Absatzschuhen und dem weitschwingenden Kleid. Ich hoffte, dass sie nicht unter mir zusammenbricht.

Oben begrüßte mich dieser Mann mit seinem charmantesten Lächeln und einem Glas Wein. Ich bemühte mich, Gelassenheit zu demonstrieren, obwohl ich noch nie in meinem Leben auf einem Hochstand war. Erstaunt stellte ich fest, dass es in dieser Holzhütte fast ein richtiges Doppelbett gab. Gregor hatte sein „Schloss" für meinen Besuch liebevoll vorbereitet. Er zündete Kerzen an, nahm mich in seine Arme, streichelte und küsste mich und ich schmolz dahin.

Unfassbar, in meinem Alter etwas so Märchenhaftes zu erleben. Mich erfasste eine nie gespürte Freude. Vielleicht empfand Gregor das auch so, vielleicht übertrug sich auch mein Gefühl auf ihn, egal, wir waren so glücklich, dass wir in dieser Nacht mehrmals zusammen waren. Vor Aufregung konnte ich nicht einschlafen, sondern sah mir meinen Prinzen wieder und wieder von der Seite an.

Als wir am Morgen durch seinen Wald zurückholperten, legte ich übermüdet meinen Kopf an seine Schulter. In meine Träume hinein, krachten wir in Schlaglöcher, so dass ich erschreckt hochfuhr. Ich begriff nicht, warum er die nicht vorsichtig umrundete, sondern mutwillig mit seinem Geländewagen auswalzte. Auf meine entsetzte Frage, warum er so etwas mache, sagte er: „ Ich kann es nicht leiden, wenn Fremde mit ihren Autos in meinen Wald fahren und mir das Wild verscheuchen."
Was? Mit so einem Menschen hatte ich geschlafen? Mir fehlte der Mut ihm zu sagen, wie abstoßend ich sein Verhalten fand. Meine übergroße Freude war dahin. Das Frühstück von der Tankstelle würgte ich schweigend herunter. Zum Abschied quälte ich mir ein Lächeln ab.
Jane schien aus einem Traum aufzuwachen: „Hast du genug, oder soll ich weiter erzählen?" Sarah spürte, wie die Vergangenheit an Jane zerrte. „Ich weiß nicht, was für dich besser ist? Entscheide du."
„Es ist eigenartig, Sarah, wenn mich auch die Erinnerungen fast zerreißen, habe ich anderseits doch das Gefühl, dass mir das Gespräch mit dir hilft." Sie lachte auf: „Na, Gespräch ist gut, es ist wohl eher ein Monolog. Ich mach noch ein bisschen weiter, ja?"

„Schon nach zwei Wochen hatte Gregor eine unfassbare Macht über mich gewonnen. Wenn ich seine Stimme hörte, erbebte ich und überlegte, wann und wo ich ihn wiedersehen könnte. Meine Mutter hat einen kleinen Bungalow in der Nähe von Werder, zu dem ich einen Schlüssel habe. Ich erzählte Gregor davon und ließ mich mühelos von ihm überreden, ihn dorthin einzuladen.
Es wurde ein unglaublich schöner Abend.
Als Gregor ging, blieb ich wie erstarrt auf dem Bett liegen und war verzweifelt. Es gelang mir nicht, auch nur einen Hauch des erlebten Zaubers zu bewahren. Es quälte mich, dass jeder so, als sei nichts geschehen, in sein Milieu zurückkehrte und

ich nicht wusste, was ich ihm bedeutete. Gleichzeitig machte mich verrückt, nicht zu wissen, was er für eine Frau hatte. Damals ahnte ich nicht, dass dieser Mann zu einer Droge für mich würde. Zeitweise wurde ich von rasender Eifersucht gequält und malte mir Schreckensszenarien aus, in denen ich meinen Geliebten mit anderen Frauen vor mir sah.
Wenn diese Gedanken Gewalt über mich gewannen, packte mich Wut und Verzweiflung. Ich hasste ihn dann aus voller Seele für all das, was ich mir ausmalte. Durchströmten mich aber liebevolle Gefühle, überlegte ich pausenlos, womit ich ihm eine Freude machen könnte. Auch da steigerte ich mich bis zur Selbstaufgabe hinein.
Ich lebte zwischen Sehnsucht und Hassausbrüchen, wenn er sich nicht meldete – in einer selbstgebastelten Hölle.
Zerfraß mich der Hass, war mein Gesicht grau, die Schultern hingen nach vorn, und ich wurde gefragt, ob ich krank sei. Freute ich mich aber auf ein Treffen, spürte ich selbst meine Ausstrahlung und hätte die Welt einreißen können.
Meinem Mann blieb mein verändertes Wesen nicht verborgen. Eines Tages fragte er mich, ob vielleicht ein anderer Mann dahinter steckte. Als ich zu einer Erklärung ansetzte, winkte er ab. Nein, er wolle es nicht wissen, wenn es so wäre.

Die Überraschung

Mitten in mein seelisches „Auf und Ab“ platzte Gregor mit einer Überraschung. Er wollte mit mir für zwei Tage nach Berlin fahren.
Ich sollte mir für zu Hause eine Ausrede einfallen lassen. Die Schwindelei ging mir leicht von den Lippen, obwohl ich Karl ansonsten ungern belüge. Die Vorbereitung zur Fahrt nahmen ungewohnte Ausmaße an. Ich stattete mich wie für eine mittlere Tournee aus.
Schon die Fahrt mit dem Zug nach Berlin schien etwas Besonderes zu sein. Als Gregor eine Station später zustieg,

strahlten wir uns an, wie zwei glückliche Kinder. Verstohlen streichelten und küssten wir uns.
Nachdem wir am Ku'damm unser Hotelzimmer bezogen hatten, fielen wir übereinander her. Danach zogen wir uns chic an, weil wir zuerst essen gehen und hinterher in das Kabarett „Die Distel" wollten. Ein Taxifahrer fuhr uns in ein griechisches Restaurant und holte im Anschluss die Kabarettkarten für uns. Wenn Gregor mich „seine Kleine" nannte und mir die Wünsche von den Augen ablas, durchströmte mich Glück pur.
Gerade noch rechtzeitig schafften wir es ins Kabarett. Die Vorstellung war langweilig. Das ärgerte mich, weil ich das ausgesucht hatte, um mit unserem DDR-Kabarett ein bisschen anzugeben. Gregor beschloss, den Abend in einer Tanzgaststätte ausklingen zu lassen. Weil wir nichts Passendes fanden, landeten wir in einer Disco. Nach dem Abgeben der Garderobe, griff mich Gregor und stürzte mit mir auf die Tanzfläche. Das war mir zu schnell, zumal wir die Einzigen waren, die überhaupt tanzten. Nach der Solorunde, bat ich Gregor, ob wir uns nicht erst einmal hinsetzen könnten.
Er ging mit mir an die Bar. Kaum hatten wir auf den Barhockern Platz genommen, stockte meinem Geliebten und mir der Atem. Eine Schönheit von Frau agierte hinter dem Tresen. Ein thailändischer Typ, mit herrlich langen schwarzen Haaren und einer zarten Figur, an der trotzdem alles dran war. Sie bewegte sich wie eine Katze und genoss Gregors gierige Blicke sichtlich. Ich rang nach Luft.
Mein Geliebter bemerkte nichts davon, weil er nur dieses Wesen anstarrte, bis er leise und versonnen vor sich hin murmelte: „Ein Reh, sieh mal, ein Reh." Mein Verstand drohte auszusetzen. Gregor hatte mir die Rückzugsmöglichkeit genommen, sein Starren zu ignorieren. Tief verletzt überlegte ich, was ich machen könnte. Ich wollte nicht zusehen, wie mein Geliebter in meinem Beisein eine andere Frau anbaggerte.
Während Gregor weiter starrte, rang ich um Fassung. Ich

musste das Schweigen brechen und ihn aus seinen Träumen reißen: „Woran denkst du, Gregor?“ Er kam aus einer anderen Welt, als er mir ins Gesicht sah: „Die Gedanken sind frei.“
In meinem Hals bildete sich ein dicker, atemraubender Kloß. Ich würgte, bis ich um meine Garderobenmarke bat und ging. Gregor kam mir mit der Bemerkung hinterher, dass er überhaupt nicht wisse, was in mich gefahren sei.
Wortlos verließen wir die Bar.
Auf der Straße fiel mir das Atmen so schwer, dass ich zu ersticken glaubte. Obwohl der Weg bis zum Hotel nur zehn Minuten dauerte, erschien er mir endlos. Meine Tränen flossen unaufhaltsam. Das Gesicht von Gregor abgewandt, stolperte ich vorwärts und unterdrückte mit aller Mühe ein Schluchzen. Nur nicht noch diese Blöße! Ich krallte meine Fingernägel in die Hände, bis es schmerzte.
Gregor maulte weiter neben mir her. Zwischen uns herrschte eine unheimliche Ruhe, bis er sie nicht mehr ertrug: „Sage mal, Jane, was ist eigentlich los mit dir? Was soll denn dieses Theater?“
Seine Unverfrorenheit gab mir einen Rest meines fast zerstörten Selbstbewusstseins zurück.
Als er wieder anfing zu sprechen, fauchte ich zurück: „Höre auf, hier den Unschuldigen zu spielen. Du hast genug Geld, dir eine solche Frau zu leisten. Aber erspare mir, dabei sein zu müssen.“
Im Hotelzimmer bemühte sich Gregor zu retten, was zu retten war. Ich ließ ihn gewähren, aber von Zauber spürte ich nichts. Als er seinen Höhepunkt erreicht hatte, drehte ich mich zur anderen Seite und weinte.
Gern hätte ich meinen Mann angerufen, um mich bei ihm auszuheulen und Trost zu finden. Aber dazu müsste ich einen Strich unter diese unselige Verbindung ziehen. Weil ich das nicht konnte, spazierte ich am nächsten Tag wieder neben Gregor über den Ku’damm und redete mir ein, dass alles nur ein Ausrutscher war.

Weißt du Sarah, ich glaube, das war meine letzte Chance auszusteigen. Ich habe sie versäumt und es bitter bereut, als ich getrieben von der unerfüllten Sucht nach seiner Liebe in Depressionen stürzte. Du glaubst nicht, wie oft ich mich später mit Wein betäubte und Tabletten dazu nahm, um Gregors Selbstherrlichkeit zu entfliehen. Wenn ich die Kontrolle über mich verlor, rief ich ihn an und sagte ihm meine Wahrheit. Noch schlimmer war, wenn ich in diesem Zustand meiner Tochter mit schwerer Zunge die Ohren voll jammerte.
Auch Karl war bedient. Er konnte diesen Macho nicht mehr ertragen, wenn er dienstlich mit ihm zu tun hatte. Schließlich lehnte er Aufträge ab, die aus seinem Ministerium kamen. Du glaubst nicht, wie mein Mann litt und wie oft er fragte, ob er mir helfen könne."
„Frau Kostow, haben Sie noch Besuch im Zimmer?", ließ sich die Nachtschwester hören. Beide hatten gerade noch Zeit, die Gläser verschwinden zu lassen, bevor sie hereinkam. Freundlich, aber bestimmt, forderte sie die Patientinnen auf, die Nachtruhe einzuhalten.
Beim Zurückgehen in ihr Zimmer stand Sarah im Bann von Janes Erleben. Wie oft hatte sie davon geträumt, auch einen Märchenprinzen kennen zu lernen.

Beklemmungen

Endlich im Bett, wollte sich Sarah ablenken und richtete ihre Gedanken auf Jürgens Besuch. Einiges musste sie noch vorbereiten. Gleich morgen würde sie in die nächste Stadt fahren, um Geld abzuheben, weil es in ihrem Kurort keinen Geldautomaten gab. Vielleicht hatte sie Glück und würde auch etwas Passendes zum Anziehen finden. Sarah fühlte sich in ihren Sachen nicht mehr wohl, weil die um sie herumschlackerten. Sie hatte zuviel abgenommen.
Nach dem sie den Fahrplan für den nächsten Tag festgelegt

hatte, drehte sie sich auf ihre Schlafseite und wartete solange erfolglos, bis sie ihre Schlaftabletten nahm. In der von ihr festgelegten Dosis. Gott sei Dank! hatte sie genug davon mitgenommen und die nicht beim Kurarzt abgegeben.
Unmittelbar nach den Behandlungen setzte sich Sarah am kommenden Tag in ihr Auto, um in die benachbarte Stadt zu fahren. Während der Fahrt packte sie Angst. Ob sie einen Parkplatz fand? Und was, wenn sie den Rückweg vergaß? Sarah bekam Herzklopfen und Atembeschwerden.
Als sie endlich eine Sparkasse entdeckte, begann sie wieder zu zittern. Um Himmels Willen, wie war denn ihre Geheimzahl? Die Depressive versuchte, sich zu erinnern. War es nun 8374 oder 8437? Es war bestimmt 8437. Die zweite Ziffernfolge war richtig, oder? Pausenlos murmelte sie die Zahl vor sich hin. Wenn sie sich bloß nicht beim Eingeben vertippte! Unschlüssig lief sie vor dem Automaten auf und ab, bis sie zitternd die Karte einschob. „Bitte, lieber Gott, hilf mir," betete Sarah beim Eintippen der Zahl. Nach dem sie die Scheine in den Händen hielt, ging sie schweißgebadet davon.
Anschließend suchte sie eine Boutique auf. Ohne Freude lief sie unschlüssig zwischen den Sachen hin und her. Eigentlich gefiel Sarah nichts. Statt den Laden wieder zu verlassen, ließ sie sich eine zu kleine rote Hose und eine zu große schwarze Bluse aufschwatzen. Später zog sie die Sachen nie wieder an, obwohl alles sehr teuer gewesen war.
Zum Abschluss ihres Ausfluges wollte sich Sarah ein schönes Abendbrot leisten. Sie hatte genug von der langweiligen Kurkost, machte sich Mut und betrat die Gaststätte. Als sie die vergnügten Gäste sah, bekam sie Beklemmungen und kehrte fluchtartig um. Schon bei der Rückfahrt wurde Sarah klar, einen Fehlkauf gemacht zu haben. Der Tag, auf den sie sich ein bisschen gefreut hatte, war zu einem Reinfall geworden. In der Klinik zurück, bekam Sarah ihre Kurallergie und musste sich spritzen lassen.
Morgen würde Jürgen kommen. Vielleicht machte es sogar Spaß, wieder einmal mit ihm zusammen zu sein.

Ein Energiebündel zu Besuch

Pünktlich hetzte ihr Mann heran. Er kam von seinen Schwestern und hatte sich mit ihnen über die Erbschaft vom Vater verständigt. Nun wollte er seiner Frau mit einem großen Strauß Rosen und einer Fahrt in die Sächsische Schweiz neuen Lebensmut einhauchen.

Sarah hörte seinen Vorschlag mit gemischten Gefühlen. Sie wusste nicht, ob sie überhaupt in der Lage wäre, so etwas Anstrengendes durchzustehen und nannte Jürgen ihre Bedenken. Der ließ sich sein Vorhaben nicht ausreden, weil sich Sarah mit dieser passiven Haltung nie erholen würde. So starteten sie getreu seinem Motto „von nichts wird nichts".

Ihr Mann hatte den „Kuhstall" als Ziel ausgewählt, weil er landschaftlich schön gelegen war. Außerdem, so glaubte er, würde die Tour nicht zu anstrengend für seine Frau werden. Die Fahrt durch die wirklich schöne Landschaft interessierte Sarah kaum. Sie hätte sich lieber irgendwo auf eine Wiese in die Sonne gelegt. Aber wie sollte sie das Jürgen erklären? Er würde herummaulen, wenn sie nicht mitmachte. Vielleicht ging es ja besser als erwartet.

Am Fuße des felsigen Berges verließ Sarah der Mut. Mein Gott, war der hoch. Wie sollte sie da hochkommen? Sie musste es versuchen. Bloß nicht jammern, das konnte ihr Mann nicht ertragen. Während Jürgen lockeren Fußes die Ansteigung nahm, bekam Sarah Atemnot. Sie biss die Zähne zusammen und wollte sich keine Blöße geben. Es machte sie verrückt, wie entspannt ihr Mann neben ihr hertrabte. Ihr wurde übel. Gleich würde sie sich übergeben müssen. Jürgen spürte von all dem nichts und lief vergnügt weiter, bis ihn ein Hilfeschrei Sarahs stocken ließ. Seine Frau bat ihn umzukehren, weil sie beim besten Willen keinen Fuß mehr nach oben setzen konnte.

Da wurde Jürgen ärgerlich. Das konnte doch nicht wahr sein, dass sie ins Gebirge gefahren waren, um auf halber Strecke kehrtzumachen. Sarah bestand trotzdem darauf,

nicht mehr weiter zu können. Jürgen hatte genug, zog Schuhe und Strümpfe aus und demonstrierte seiner Frau, dass es ihm nicht einmal etwas ausmachte, barfuß das steinige Gelände zu ersteigen. Und weil er sich über Sarahs Wehleidigkeit ärgerte, lief er mindestens einhundert Meter so über Stock und Stein.
Die Kranke war sprachlos über seine Ignoranz. Ihr Mann musste doch spüren, dass sie schon fast auf dem Zahnfleisch lief. Der merkte jedoch nichts oder wollte nichts merken, jedenfalls setzten sie die Tour fort. Der Erschöpften kullerten die Tränen.
Jürgen war so von seiner Mission erfüllt, dass er das nicht wahrnahm. Oben angelangt, interessierte Sarah nichts mehr. Seinen Ausblick konnte er sich an den Hut stecken. Der einzige Wunsch, der sie beseelte, war, sich hinzulegen und zu schlafen – und am besten für immer. Das war natürlich nicht möglich, weil nicht einmal eine Bank vorhanden war. Sarah kauerte sich auf einen flachen Felsen und wünschte sich, schon wieder unten zu sein.
Jürgen verstand seine Frau nicht. Warum riss die sich nicht ein bisschen zusammen? Warum ließ sie sich nur so gehen? Beide waren unzufrieden. Sie bemühten sich trotzdem, ihre Verstimmung zu unterdrücken. Aber ein Gespräch zwischen ihnen kam kaum noch zustande.
In der Klinik trennten sie sich, ohne darüber traurig zu sein. Jürgen fuhr wieder nach Hause zur Arbeit und Sarah kehrte in den Kuralltag zurück.

Der Schlafentzug

Kaum im Zimmer, legte sich die Enttäuschte aufs Bett und ließ den Abstecher Jürgens Revue passieren, bis ihr Telefon klingelte. Sicher war das Jane. Sarah freute sich und nahm den Hörer ab. Es war nicht Jane, sondern die Krankenschwester ihres behandelnden Arztes. Sie solle bitte gleich zu dem Herrn Doktor kommen.

Wenig begeistert machte sich Sarah auf den Weg. In der Sprechstunde informierte sie der Arzt darüber, dass man am kommenden Abend ihrer Schlaflosigkeit zu Leibe rücken werde. Sie hatte sich zur Nachtruhe bei der Krankenschwester im Foyer einzufinden. Gemeinsam mit einigen anderen Patienten müsste sie die ganze Nacht über wach bleiben. Sie würde sich wundern, wie gut sie am darauffolgenden Tag schlafen könnte.
Sarah hatte nur ein müdes Lächeln für diesen Vorschlag. Sie hatte schon so viele Nächte wach gelegen und am nächsten Tag trotzdem nicht geschlafen. Genervt teilte sie dem Arzt ihre Bedenken mit. Er blieb dabei, diese Therapiemaßnahme umzusetzen. Sarah verließ das Behandlungszimmer ohne einen weiteren Versuch, dem Schlafentzug zu entkommen.
Ihre Stimmung tendierte gegen Null, als sie kurz danach auch noch zu einem kleinen, mickrigen Psychologen musste. Der Wicht musterte sie eingehend, als sie den Raum betrat, um dann zu bemerken: „Sie haben während einer Gesprächsgruppe einen außergewöhnlichen Eindruck auf unseren Chefarzt gemacht. Ich wüsste gern, warum er so fasziniert von Ihnen war."
Sarah hatte den Eindruck, dass nicht sie, sondern der Psychologe therapiert werden müsste. Das konnte er sich doch denken, aber musste er ihr das sagen?
Dann begann er mit seiner Therapie und wollte alles mögliche aus ihrem Leben wissen, um sie schließlich eindringlich anzusehen und zu fragen: „Sagen Sie, Frau Lander, sind Sie sexuell befriedigt? Wie ist Ihre intime Beziehung zu Ihrem Mann?" Für einen Moment glaubte Sarah, sich verhört zu haben. Sie dachte nicht im Traum daran, mit diesem Menschen darüber zu sprechen. Er hatte seine prickelnde Neugier nicht verbergen können, als er die Fragen vorbrachte. Die Kranke lächelte ihn an und erklärte, dass bei ihr alles Bestens sei. Der Wicht ließ nicht locker und fragte weiter, ob ihr Mann sie so behandle, wie sie es sich wünsche. Sarah empfand ihn nicht als Helfer, sondern als Voyeur und erklärte

ihm deshalb nachdrücklich, dass sie zufrieden sei und keine Lust hätte, weiter über ihr Sexualleben zu sprechen.
Im Anschluss erzählte sie ihm von ihrer Arbeit und wie sie sich dafür aufgerieben hatte. Es schien ihn nicht sonderlich zu interessieren. Das war Sarah egal, sie wollte die Stunde herumkriegen. Als sie das Behandlungszimmer verließ, dachte sie an die Begegnung mit dem Chefarzt. Ein interessanter Mann, der hatte ihr auch gefallen. Aber das hätte sie dem Psychologen niemals zugegeben.
Kaum im Zimmer, legte sich Sarah aufs Bett und dachte an die verordnete, schlaflose Nacht. Schlaf war für sie zu einem besonderen Gut geworden. Der Gedanke an das Schlafverbot, ließ sie schlaff und empfindungslos werden. Trotzdem ging sie zum Abendbrot, weil sie hoffte, Jane zu treffen. Vielleicht könnten sie in eine Gasstätte gehen, um ein Glas Wein zu trinken. Sarah wollte raus, nur noch raus aus dieser Klinik.
Jane war einverstanden und so gingen beide zum ersten Mal abends weg. Sie platzten in eine Tanzveranstaltung hinein, wurden häufig aufgefordert und vergaßen für eine kurze Zeit ihren Kummer. Beide waren ausgelassen. Das war ihnen in der Kur noch nicht passiert. Zurück aus der Gaststätte glaubte Sarah, heute vielleicht ganz ohne Tabletten einzuschlafen. Es ging nicht. Der Schlafentzug raubte ihr die Ruhe.

Schlafentzug, – ob ein Gesunder überhaupt verstehen kann, was das für einen Depressiven bedeutet? Durch den ausbleibenden Schlaf während der Depressionen erhält diese Form der Entspannung für die meisten Kranken Priorität.
Natürlich hat der Gesunde auch manchmal Schlafprobleme. Trotzdem ist das anders und hält keinen Vergleich mit der quälenden Schlaflosigkeit eines Depressiven stand.
Auch heute schläft Sarah manchmal nicht ein oder wird nachts wach, aber es löst keine Panik mehr bei ihr aus. Im Gegenteil, sie denkt dann daran, wie gut es ist, dass dieser jahrelange Fluch von ihr gewichen ist und sie wieder einschlafen wird.

Der Schlafentzugstag brach an und mit ihm die schlechte Laune. Widerwillig absolvierte Sarah ihre Termine. Jane bemühte sich vergeblich, sie aufzumuntern. Auch Jürgen wollte ihr am Telefon Mut machen und tröstete sie, dass selbst die längste Nacht vorbeiginge. Der Zuspruch ließ sie zwar nicht gelassener werden, streichelte aber ihre wunde Seele. Als sich die vier ausgewählten Patienten um einundzwanzig Uhr im Foyer trafen, wurde ihnen mitgeteilt, dass sie lesen könnten und Tee für sie bereit stünde. Im Prinzip wäre das ganz schön gewesen, da Sarah aber nach wie vor nur die Buchstaben aneinander reihte, ohne den Sinn zu erfassen, fiel diese Beschäftigung für sie flach.
Den anderen ging es auch nicht besser. Eine Weile unterhielten sich die Betroffenen miteinander. Als sie müder wurden, versickerte das Gespräch. Sie saßen stumpf herum. Sarah fragte sich bestimmt zum hundertsten Mal, wie sie diese Nacht herumkriegen sollte. Sie lief durch das Kurgebäude, ging Wasser treten, hockte sich irgendwo hin und sah auf die Uhr. Die Zeiger schienen still zu stehen. Unerträglich! Sie trank einen Tee und wollte alles abbrechen. Die Schwester wies Sarah darauf hin, dass sie die Maßnahme dann an einem anderen Tag wiederholen müsse. Das hätte ihr gerade noch gefehlt. Gegen vier Uhr glaubte sie, ohnmächtig zu werden. Ihr Blutdruck war bestimmt im Keller, aber das interessierte hier keinen. Langsam wurde es hell. Die Natur erwachte und die zwitschernden Vögel kündeten das Ende der Tortur an. Um sechs Uhr wurden die Schlaflosen verabschiedet.
Sarah versuchte vergebens, mit Wechselduschen munter zu werden. Blass und mit tiefen Augenringen schlich sie zum Frühstück. Die ausgeschlafenen Patienten im Speisesaal gaben ihr den Rest.
Kaum hatte Jane den Raum betreten, steuerte sie auf die aschfahle Sarah zu, nahm sie in die Arme und streichelte sie, ohne etwas zu sagen. Als die Übermüdete in der morgendlichen Gesprächsrunde teilnahmsvoll von einigen Mitpatientinnen nach ihren gesundheitlichen Zustand befragt

wurde, reagierte sie kaum. Es ging ihr mies und sie wollte ihre Ruhe.
Während der Mittagspause wollte Sarah wenigstens ein bisschen entspannen. Von Entspannung keine Spur, statt dessen zitterte sie wie Espenlaub im Bett herum. In ihrer Verzweiflung fragte sie sich, ob man an Schlaflosigkeit sterben könnte. Zumindest glaubte sie, kurz davor zu sein.
Das nachmittägliche Schwimmen ließ sie ausfallen und setzte sich lieber in die Sonne. Nach dem Abendbrot wäre sie gern ins Bett gegangen. Das war ihr untersagt, weil sie – laut Therapie – bis zur normalen Nachtruhe durchhalten musste. Nur dann würde sich der Schlaf einstellen. Jane kümmerte sich liebevoll um die Gereizte und ging mit ihr bis einundzwanzig Uhr spazieren. Danach konnte Sarah sich endlich ins Bett fallen lassen. Ihre Zähne schlugen aufeinander und sie hatte Schüttelfrost. Sie stand auf, zog sich einen Pullover über und hoffte auf die Erlösung. Zwei Stunden schmiss sie sich im Bett hin und her, bis sie wieder zu ihren Tabletten griff. Sarah war total überdreht und andererseits so müde, dass nichts half. Erst nach der dritten Tablette fiel sie in den Schlaf.
Von Albträumen gequält, wachte Sarah um drei Uhr schweißgebadet auf, ging zur Toilette und sah in den großen Spiegel. Blass und mickrig stand sie da. Sie hätte schreien können, nun schien der Psychologe aus der Oderstadt mit seiner Prophezeiung von ihrem äußerlichen Verfall doch Recht zu behalten. Sarah starrte wie hypnotisiert auf ihr Spiegelbild, drehte sich abrupt um und ging ins Bett. Stand auf und ging wieder zum Spiegel. Vielleicht war es nicht so schlimm? Ein erneutes Mustern ihrer Erscheinung ließ sie noch mutloser werden. Wieder eine Schlaftablette und fertig.
Am nächsten Morgen wusste Sarah nicht, ob sie aufstehen oder einfach liegen bleiben sollte. Wenigstens zur Toilette musste sie gehen. Wieder kam sie an dem Spiegel vorbei. Sie war nicht nur dünn, sondern auch noch unausgeschlafen und ihre Haare standen in alle Himmelsrichtungen. Sarah

duschte und bemühte sich, mit Make up Farbe in ihr Gesicht zu bringen. Und trotz aller Anstrengungen beim Fönen lagen die Haare nicht.
Sie wurde wütend und fönte immer weiter. So lange bis sie zum Frühstück musste.
Mürrisch ging sie an ihren Tisch, nicht willens, den Tischnachbarn gute Laune vorzuspielen. Wenn Sarah so herumsaß, sprach sie wenigstens keiner an. Als sie beim Herausgehen Jane traf, verglichen sie ihre Behandlungstermine, um nach gemeinsamer Freizeit zu suchen. Schade, einen Spaziergang konnten sie erst nach dem Abendbrot machen. Lustlos absolvierte sie das Tagesprogramm.
Zuerst musste sie zur Rückengymnastik und erhielt gleich einen Rüffel, weil sie keine Söckchen trug. Erstens besaß sie keine und zweitens hatte sie nicht die geringste Lust, sich bei dieser Affenhitze welche anzuziehen. Da die Therapeutin mit ihren Vorhaltungen nicht aufhörte, beschloss Sarah, solche Dinger zu kaufen. Durch den kurzen Disput hatte sie sich ihren Lieblingsplatz nicht sichern können. Nun musste sie neben dem eigentlich gutaussehenden, tieftraurigen Mann Platz nehmen, der bereits seit zehn Jahren unter Depressionen litt. Seine Gesichtszüge hingen herunter und waren von unendlicher Resignation geprägt. Wenn möglich, mied Sarah seine Gegenwart, weil seine unmittelbare Nähe sie noch weiter nach unten zog. Hoffentlich sah sie in zehn Jahren nicht ähnlich aus.
Diese Gedanken ließen sie keine Ruhe finden und erstickten bei ihr den letzten Hauch von Spaß am Turnen. Ihre Nachbarin an der anderen Seite schnaufte und bemühte sich, ihre Übung ordentlich durchzuführen. Während Sarah sie von der Seite beobachtete, fragte sie sich, warum die sich so quälte. Die Patientin schien ihre Gedanken zu erraten und sah mit einem hilflosen Lächeln auf, bevor sie bemerkte: „Es muss ja." Für Sarah musste heute gar nichts! Unwillig ging sie zur nachmittäglichen Gesprächsgruppe. Warum, um Himmels willen, sollte sie mit den anderen traurigen Gestalten über

ihr Seelenleben sprechen? Die konnten ihr sowieso nicht helfen. Also schwieg sie. Was sich leider nicht vermeiden ließ, war den Gesprächswilligen zuzuhören. Dabei ließ sie sich manchmal von den Nöten der anderen einfangen und glaubte dann, sich äußern zu müssen. Vor allem, wenn sie meinte, es besser zu wissen. Warum konnte sie nicht einfach mal still sein?

Zum Abschluss der Tagesbehandlung stand Schwimmen auf dem Programm. Nicht einmal daran hatte Sarah Freude. Traurig verließ sie die Schwimmhalle, ging nach draußen in die Sonne und grübelte über einen Stimmungsaufheller nach. Ob sie etwas einkaufen ging? Mit einem „Ach Quatsch" beendete sie ihre Überlegungen, ging in ihr Zimmer, ließ sich auf das Bett fallen und starrte an die Decke.

Irgendwann hatte sie davon genug, stand auf und fönte abermals erfolglos ihre Haare. Weil sie so scheußlich aussah, wollte sie nicht mehr mit Jane spazieren gehen. Sie rief an, um abzusagen.

Jane tröstete und überredete sie mit der Begründung, dass Bewegung an frischer Luft gesünder sei, als sich im Bett herum zu ärgern.

Nach dem Abendessen gingen sie gemeinsam zu dem sanft ansteigenden Bergzug hinter ihrer Einrichtung. Sie wollten sich einen schönen Platz auf einer Waldwiese suchen.

Kurz nach dem sie den Fuß des Berges verlassen hatten und der Weg ein wenig anstieg, schnaufte Sarah und Jane rang nach Atem. „Hättest du dir jemals vorstellen können, dass es dir schwer fiele, so einen lächerlichen Berg zu ersteigen?", fragte Jane. „Jemals nicht. Aber seit mein Mann mit mir im Gebirge war, weiß ich es."

Auf dem Hügel angekommen, fühlten sie sich wie nach einer Bergbesteigung. Sie suchten ein sonniges Plätzchen und ließen sich auf ihre mitgebrachten Decken fallen. Schwer atmend sahen sie in den Himmel und erholten sich allmählich. Als Sarahs Lebensgeister zurückkehrten, war sie froh, dem Ausflug zugestimmt zu haben.

Und plötzlich spürte sie das dringende Bedürfnis, mit der Freundin über sich zu sprechen. „Sag mal Jane, kann ich dir heute mal ein bisschen von mir erzählen? Es gibt so vieles, was mich belastet."
„Natürlich, du hast mir doch auch zugehört."

Ein Blick zurück

Statt zügig zu beginnen, suchte Sarah nach Worten. „Weißt du, immer wieder wälze ich mich nachts im Bett herum und frage mich, was mein Leben noch für einen Sinn hat, wenn ich nur Probleme habe, ohne sie lösen zu können. Ich weiß nicht einmal, was mich am meisten niederdrückt. Vielleicht hilft mir, mit dir darüber zu reden. Schon deshalb, weil ich dazu meine Gedanken ordnen muss.
Ich denke, ich sollte 1989 mit der Maueröffnung beginnen. Mit dem Akt, den ich herbeisehnte, für den ich auf die Straße gegangen war und der mich hinterher fast erdrückte. Er war das Unerwarteteste und Größte in meinem Leben und wurde trotzdem zu einer zwiespältigen Angelegenheit für mich. Das tut so weh, weil ich dieses neue System wollte. Weil ich glaubte, wir würden als gleichberechtigte Bürger in die Bundesrepublik Deutschland einziehen. Zunächst sah es ja auch so aus. Mir wird heute noch warm ums Herz, wenn ich an die ersten Tage und Wochen nach der Maueröffnung denke. Dieses unglaubliche Gefühl: „Wir wollen sein ein einig Volk von Brüdern",... Damals meinte ich, mir müssten Flügel wachsen.

Als Tobias und ich das erste Mal über die Oberbaumbrücke gingen und von aufgeregten, jubelnden Westberlinern begrüßt wurden, kamen mir die Tränen vor Glück. Solch eine Euphorie hatte ich noch nie erlebt. Kaum glaublich wie viele Versuche wir starteten, bevor wir es schafften, uns in eine der vielen total überfüllten U-Bahnen zu quetschen.

Keiner war maulig oder mürrisch, weil er die Form eines Herings annehmen musste, um mitzukommen. Meinen abgerissenen Mantelknopf steckte ich lachend in die Tasche. Machte nichts, den konnte ich später wieder annähen.
Und dann nach Wochen des Jubelns und Feierns holte uns die Realität ein. Der war ich nicht gewachsen. Das Machtgerangel unter unseren eigenen Brüdern und Schwestern begann. In meiner Naivität hatte ich angenommen, dass es den Siegern – den Bürgerrechtlern und neu gegründeten Parteien – vor allem darum ging, ein demokratisches System aufzubauen. Ich wollte bei diesem historischen Umbruch mitwirken.
Besser sollte es werden als bei den vorherigen Machthabern! Zum ersten Mal in meinem Leben trat ich in eine Partei – die SPD – ein und erkannte schnell, wer da auf einmal alles glaubte, politische Führungsqualitäten zu besitzen. Statt wie erhofft, loszulegen, erlebte ich zunächst ein widerliches Geschiebe und Gezerre um Posten.
Es machte mich fast verrückt und ich fand es unglaublich, dass auch kirchliche Vertreter, denen ich vorher nur hehre Ziele zugetraut hatte, in dem Gerangel um die Posten kräftig mitmischten.
Nach dem ich von den SPD-Genossen unserer Stadt als Kandidatin für die Volkskammer ausgewählt war, hatte ich keine Ahnung, auf welch ein Hauen und Stechen ich mich im Auswahlverfahren des Landes Brandenburg einlassen würde. Aufrichtig und klar wollte ich bei der Bewerbung meine Ziele formulieren und in einen ehrlichen Wettkampf mit den Mitbewerbern treten. Bei der Vorstellungsrunde glaubte ich dann, in einem falschen Film mitzuspielen, als fast alle Kandidaten mit salbungsvoller Stimme über ihre christliche Herkunft sprachen, ihre Kinder aufzählten – in der Regel zwei – und von dem Druck berichteten, dem sie im alten System ausgesetzt waren.
Ich vermisste Ideen, Kraft und Lebensfreude. Nach kürzester Zeit war mir flau im Magen. Als ich endlich als Letzte an der Reihe war, hatte ich von dieser Salbaderei genug und sagte

als Erstes, dass ich aus keinem christlichen Elternhaus käme. Ein Ruck ging durch die Runde. Und ein kurzer Blick bestätigte mir, dass unter den Kandidaten und der Wahlkommission das blanke Entsetzen ausgebrochen war. Dabei kam ich doch aus einem Staat, in dem es wenige Christen gegeben hatte. Ich entwickelte meine Ideen und Vorstellungen, wie man unseren neuen Staat aufbauen sollte. Das interessierte gar nicht. Ich war ein Kuckucksei und man ließ es mich spüren. Trotzig fuhr ich nach Hause zurück, nachdem man mich mit den wenigsten Stimmen abgestraft und mir meine erste richtige Lektion erteilt hatte. Ehrlichkeit war wieder einmal nicht gefragt. Das kannte ich schon aus DDR-Zeiten, wo ich auch nicht mit den Wölfen geheult hatte.
Bei meiner nächsten Kandidatur – zum Parteirat – ging ich diplomatischer vor. Über mein Elternhaus verlor ich kein Wort, sondern sprach nur über meine Erfahrungen im sozialen Bereich und die Ziele, die sich für mich daraus ergaben. Meine Vorstellung beendete ich mit den Worten: „Und wenn Ihr mir das zutraut, dann wählt mich, Eure Sarah Lander." Gemeinsam mit einem männlichen Mitbewerber wurde ich auf Anhieb gewählt, während zwei andere, bereits vorher Auserkorene, in eine Stichwahl mussten.
Mir wurde deutlich, dass eine neue Macht zwar neue Strukturen bringt, aber den Menschen selbst in seiner Struktur nicht ändert. Die Aufrichtigen bleiben aufrecht, die Angepassten angepasst und die Heuchler heucheln weiter.
Da mir Heuchelei und Anpassung gegen den Strich geht, litt ich unter den Charakterlosen besonders. Als ich sah, dass ehemalige gute Genossen als erstes ihr Auto anwarfen, um das Begrüßungsgeld im Westen abzukassieren, hätte ich platzen können. Schämten die sich nicht? Eben wollten sie uns noch in der DDR anbinden und nun das. Auch in unserer Schule erlebte ich, wie sich einige Genossen gegenseitig die Beine weghauten, sich anschwärzten und hofften, dadurch selbst ein wenig besser abzuschneiden, wenn es zum „Jüngsten Gericht" käme.

Peinlich, als ausgerechnet SED-Parteileitungsmitglieder unserer Direktorin in einer Lehrerkonferenz die Fähigkeit absprachen, die Prüfung der zehnten Klassen abnehmen zu können. Frauen, die vorher von ihr gefördert worden waren, schwangen sich dazu auf, sie zur Rechenschaft zu ziehen.

Ich schämte mich für solche Lehrer, die so ganz schnell und übereifrig ihr Gesicht verloren und gab deshalb mein Votum für die Direktorin ab. Schon diese Erlebnisse dämpften meine Euphorie. Richtig verrückt wurde es, als wir dann auch noch übereilt und aus eigenem Willen eine Hochzeit mit der viel stärkeren Bundesrepublik eingingen. Auf einmal galt nichts mehr von dem, was wir Jahrzehnte gelebt hatten. Wir mussten unser Leben neu strukturieren. Das hatte ich auch gewollt, aber als gleichberechtigter und nicht misstrauisch beäugter Bürger. Diese Fragerei, ob wir oder vielleicht auch ich zu systemnah waren, ging mir langsam aber sicher auf die Nerven.
Reagierte ich zunächst locker, wenn mich ausgesprochene Anpasser und Diener des Staates aufs Korn nahmen – Menschen, die nicht wagten, ihrem Vorgesetzten die Stirn zu bieten, selbst wenn sie im Recht waren – wurde ich allmählich dünnhäutig und verletzbar.
Das war ja lächerlich. Von denen wäre keiner auf die Straße gegangen und hätte dem alten System die Stirn geboten.
Ich rutschte aus der Haltung des sieghaften Revoluzzers in die des sich ständig verteidigenden Ossis. Ich wollte mir mein gelebtes Leben nicht klein reden lassen, sondern anerkannt und gleichberechtigt sein, meine Erfahrungen mit einbringen. Als es anders lief, hatte meine stolze Seele bereits Wunden davongetragen. Wir waren anders. Na und?
Wir hatten doch auch anders gelebt und andere Werte für wichtig befunden. Aber wir waren doch nicht dümmer. Worin viele von uns wirklich ein Defizit hatten, sind Fremdsprachen. Diese Ausbildung war in der breiten Masse eher schwach. Aber ansonsten hatte ich keinen Grund, pausenlos

mit offenem Mund auf das Wissen der Altbundesbürger zu starren. Es gab auch bei ihnen Könner und Versager. Ihre Erfahrungen waren anders, und sie fanden sich logischerweise in ihrem System zurecht.
Das wollten wir ja auch. Aber bitte auf gleicher Augenhöhe, weil die im Zusammenleben von Menschen unglaublich wichtig ist. Ich spürte, dass es durch das Versagen der Gleichbehandlung zu Aggressionen, Depressionen oder eine Kombination aus beidem kommen konnte und kam. Man war kein Partner, sondern fühlte sich zum Bittsteller degradiert."
Sarah lehnte sich zurück und atmete tief durch. Sie hatte sich derart in Rage geredet, dass sie rot im Gesicht angelaufen und etwas von ihrem lang verschütteten Temperament und Stolz zu spüren war. Auch Jane tat die Pause gut. Für gesellschaftliche Zusammenhänge hatte sie sich nie besonders interessiert, sondern vor allem um ihr eigenes Überleben gekämpft. Das hatte ihr vollkommen gereicht.
Wenn sie nur an ihr Haus dachte, diese unheimliche Zitterpartie, ob sie es behalten durften oder an die vorherigen Besitzer zurückgeben mussten, brach ihr noch heute der Schweiß aus. Die Angst hatte sie manch schlaflose Nacht gekostet. Auch als Fotografin wieder Fuß zu fassen, war nicht einfach gewesen. Kaum einer der etablierten westdeutschen Fotografen war bereit, auch nur einen Schritt von seinem Terrain zu weichen und sie in den hart umkämpften Fotomarkt mit hereinzulassen. Die erträumten ungeahnten Möglichkeiten ließen auf sich warten. Das Atelier ihrer Mutter hatte in der DDR einen Namen in der Fotografie gehabt. Darauf hatten sie gebaut und nicht damit gerechnet, dass viele ihrer Gönner den Arbeitsplatz verlieren würden. Letztlich blieb ihnen nichts anderes übrig, als sich bei den neuen Mächtigen wie warme Semmeln anzupreisen. Es zählten eben nicht nur Leistungen, sondern man brauchte außerdem – wie früher auch – Beziehungen. Jane schämte sich, wenn sie daran dachte, vor welchen Typen sie sich

teilweise krumm gemacht hatte, nur um Aufträge zu bekommen. Glücklicherweise war das vorbei. Siedendheiß überlief es sie. Wenn sie nicht bald wieder gesund würde, könnte sie vom Fenster weg sein.
In ihre Gedanken versunken blieben beide sitzen, bis es kühler wurde, weil die Sonne im Schatten abgetaucht war.
Die Frauen machten sich auf den Rückweg und liefen schweigend nebeneinander her. Angekommen in ihrer Etage, wünschten sie sich eine „Gute Nacht", drückten sich, um dann in ihren Zimmern zu verschwinden.

Ein bitterer Schlag

Die Zeit verging. Sarah hatte bereits vier Wochen Kur hinter sich und Jane drei. Bei der herrschte Hochstimmung, weil ihr „Landgraf" wieder zu Besuch kommen wollte.
Hatte sie noch Tage zuvor davon gesprochen, diesen Mann nie wiedersehen zu wollen, war nach seinem Anruf alles anders. Sarah sah, wie die Freundin strahlte und ahnte, wie groß ihre Abhängigkeit sein musste.
In der Mittagspause wollten sie sich treffen, um ihre Strategie für seinen Besuch zu besprechen.
Das Essen schmeckte wieder nicht. Sarah kaute nur lustlos darauf herum, um es dann wegzuschieben. Die Ruhe im Speisesaal wurde – höchst ungewöhnlich – durch den Lautsprecher unterbrochen: „Frau Kostow, kommen Sie bitte ans Telefon."
Jane verschwand augenblicklich nach draußen. Sarah beendete das Essen und ging in den Park, um auf sie zu warten.
Es tat sich nichts. Langsam wurde sie unruhig. Sie hätte ja auf die Liegewiese gehen können, aber irgendwie hatte sie ein unangenehmes Gefühl und rührte sich nicht weg.
Endlich kam Jane verweint heraus und steuerte auf Sarah zu. „Karl liegt mit einem Herzinfarkt im Krankenhaus. Ich muss nach Hause fahren.", schluchzte sie. Der Arzt hatte ihr die Entscheidung freigestellt, da sie ohnehin nur noch eine

Woche vor sich hatte. „Weißt du, Sarah, Karl hat immer zu mir gestanden. Er ist mein Partner und besitzt mein Vertrauen. Ich möchte ihn auf keinen Fall missen. Das hat nichts mit meinem Verhältnis zu Landgraf zu tun. Verstehst du? Der besetzt eine andere Ebene bei mir, meine weibliche, sexuelle. Ist schon komisch, im Moment ist er mir gar nicht wichtig." So bald Jane mit dem Packen fertig war, wollte sie fahren. Sarah war traurig, als sie sich von ihr verabschiedete. Sie drückten und küssten sich ein letztes Mal und versprachen einander, in Verbindung zu bleiben. Dann ging Jane erst einmal aus Sarahs Leben.
Nun war sie wieder allein und fühlte sich verloren. Neue Beziehungen wollte sie nicht mehr knüpfen. Vielleicht sollte sie wieder in ihre Vergangenheit abtauchen, eine Gegenwart hatte sie ohnehin nicht. Sarah ging auf die Liegewiese und im Anschluss daran in den kleinen Ort. Dort kaufte sie einen kurzen Hosenanzug, um sich eine Freude zu machen.

Als Sarah in die Klinik zurückkam, lag ein Brief von Maren da. Schön, dass die an sie gedacht hatte.

Oderstadt, 20. 8. 94

Liebe Frau Lander,

es ist einsam ohne Sie im Büro.
Der Tee schmeckt nur noch halb so gut.
Obwohl ich zur Zeit keine Sonderschichten fahren muss, macht es trotzdem nicht den richtigen Spaß. Auch unsere Vereine vermissen Sie und fragen häufig nach Ihnen. Sie hoffen, dass Sie endlich zurückkommen.
Ich wünsche Ihnen von Herzen, dass Sie bald gesund werden und uns wieder mit Ihren Einfällen in Atem halten.

Viele liebe Grüße Ihre Maren

Sarah drückte den Brief an sich und dachte an ihre Sekretärin. Die junge Frau, die für sie Freundin und Tochter zugleich war, mit der sie ihre Probleme geteilt und das Regionalbüro aufgebaut hatte. So manches Mal, wenn sie enttäuscht von Beratungen zurückkam, setzten sie sich zusammen und suchten nach Lösungen. Letztlich hatten sie sich in der Arbeit gegenseitig geformt. Maren war unter ihrer Regie zu einer guten Sekretärin und sie zu einer Leiterin herangewachsen. Sarah hatte bedingungsloses Vertrauen zu ihr. Maren sagte ihr aber auch die Meinung, wenn sie mit etwas nicht einverstanden war. Sie durfte das.

Der Wohlfahrtsverband

Im Grunde hatte Sarah das große Los gezogen, als sie ihre neue Tätigkeit in einem klitzekleinen Büro, das eher einer Konservendose als einem Arbeitsraum glich, aufnahm, um eine große Region für ihren Wohlfahrtsverband zu erschließen. Als Regionalleiterin konnte sie endlich weitgehend selbständig arbeiten, wenn auch als ABM-Kraft. Dieser Status war ihr zu der Zeit egal. Das Arbeitsklima beim Dachverband stimmte und das war wichtig.
Ihr neuer Arbeitgeber war in der DDR weitgehend unbekannt, so dass ihre erste Aufgabe darin bestand, sich diesen Verband selbst und danach den anderen zu erschließen.
Sie empfand es als Pionierarbeit und Herausforderung, mit den anderen, bereits bekannten Spitzenverbänden in einen Wettstreit zu treten. Sarah war so ausgefüllt von dieser Arbeit, dass ihr keine Zeit blieb, sich weiter über die erlittenen Kränkungen im Sozialamt zu grämen.
Mit großer Intensität stürzte sie sich in die Aufgaben, war vollgestopft mit Terminen, nahm fast alle wahr und fühlte sich gebraucht. Sarah wollte beweisen, dass ihre Bauchlandung nicht auf Unvermögen zurückzuführen war. Sie unterstützte Menschen, die soziale Vereine gründeten und

aufbauten. Das Spektrum umfasste den gesamten Bereich sozialer Betreuung – beginnend bei Kindern und Jugendlichen, Behinderten, Alkoholikern, bis hin zu alten Menschen war alles vertreten.

Richtig froh war sie, als sie zwei Monaten später eine Sekretärin einstellen durfte – Maren – eine verheiratete, hübsche junge Frau von einundzwanzig Jahren mit einer kleinen Tochter. Mit ihr im Boot schienen sich Sarahs Kräfte zu potenzieren. Weil sie auch dann, wenn sie sich abgekämpft fühlte, gerne ins Büro kam. Selbst komplizierte Probleme löste Sarah zu Beginn ihrer Tätigkeit locker, weil sie über unerschöpfliche Kräfte zu verfügen schien.

Von ihrer Mission durchdrungen, neue Maßstäbe im Sozialen setzen zu wollen, engagierte sich Sarah gleichzeitig in der SPD ihrer Stadt, auf Landesebene und später im Parteirat. Ohne Unterstützung konnte sie selbst die besten Ideen an die Wand nageln.

Solange Sarah arglos war und glaubte, es ging allen nur um den guten Zweck, war sie glücklich. Sie entwickelte neue Ideen, Sponsoren zu finden und die Werbetrommel für ihren Verband und die Vereine zu rühren. In den ersten zwei Jahren fühlte sie sich auf der Höhe ihres Erfolges und räumte Hindernisse mit Charme aus dem Weg.

Als Sarah aber erkannte, dass der Mensch auch nur eine Ware war, an der man besser oder schlechter verdienen konnte, geriet ihr Weltbild ins Wanken. Ihren ursprünglichen Glauben, im Sozialen würden alle zusammenstehen und sich gegenseitig stützen, musste sie begraben.

Von wegen: „Einer für alle und alle für Einen". Beziehungen hieß das Zauberwort! Wer die nicht hatte, war verloren.

Konzepte ließen sich von den Entscheidungsträgern mühelos an andere, genehmere weiterreichen. Konzeptklau war durchaus nicht ungewöhnlich. Sarah war einigen Intrigen zum Opfer gefallen, bis sie das begriff. Die Verteilungskämpfe unter den Spitzenverbänden, aber auch unter den eigenen Vereinen wurden – mit knapper werden Geldern

– immer härter. Auch im Sozialen ging häufig eigenes Wohl vor Allgemeinwohl. Trotzdem blieb das Leben mit seinen Herausforderungen für Sarah weiterhin aufregend. Sie mischte mit, nach dem sie die Spielregeln durchschaute. Auch ihre Methoden waren nicht immer fein.
Genau genommen hielt sie so lange durch, bis ihre Kräfte zu schwinden begannen, ihre Überlegenheit abhanden kam und sie immer gereizter auf lächerliche Übel reagierte. Das grenzenlose Ausmaß bundesdeutscher Bürokratie mit seinem Aufwand um Selbstverständlichkeiten nervte sie. Hatte Sarah zu Beginn ihrer Arbeit noch über das häufige Ausfüllen von Endlosanträgen für Nichtigkeiten gespottet, war 1993 ihre Geduld erschöpft und sie sah nur noch unnötige Arbeitsbeschaffungsmaßnahmen für Beamte in ihnen.
Warum musste eine Mutter heutzutage lang und breit belegen, dass sie Kindergeld beansprucht, wenn sie ein Kind hatte? Warum bekam sie das Kindergeld nicht einfach ausgezahlt wie zu DDR-Zeiten auch, wenn das Kind bei ihr lebte? Das war für die Menschen leicht und übersichtlich. Na ja, nur ein Beispiel.
Sarah spürte, dass ihre Kräfte verbraucht und die Euphorie des Umbruchs verflogen waren. Nach der Wende wurde sie von den Altbundesbürgern auf Grund ihrer lockeren, offenen Art akzeptiert, auch dann, wenn sie nicht angemessen brav bundesdeutsch reagierte. Mitte 1993, als sie Misshelligkeiten nicht mehr mit Lockerheit löste, sondern anklagte, wurde sie dafür bereits als „Rote Socke“ abqualifiziert.
Sie gab sich keine Mühe mehr, Schieflagen vorsichtig zu umschreiben und dafür zu werben, dass man Gutes aus der DDR übernehmen könnte, sondern sie forderte es. Deshalb geriet sie mit etlichen Altbundesbürgern aneinander. Wenn so mancher ihrer Kritik auch mit der Erklärung beipflichtete, dass auch eine Demokratie nicht vollkommen sei, aber eben das Beste wäre, was es gäbe.
Wenn ihr aber Altbundesbürger erklärten, dass das von ihr Bemängelte bei ihnen schon immer so war und deshalb nicht

geändert werden müsste, rastete sie aus. Wie konnte man so borniert sein? Zumal Sarah genau wusste, dass viele ihrer westlichen Kollegen unter den gleichen Erscheinungen litten wie sie. Sie brauchte nur an die Kinder- und Jugendpolitik zu denken – eine Unvollkommenheit in sich.

Eine Woche hat Sarah nicht schreiben können, weil es ihr wieder einmal schlecht ging.
Sie hatte ihren Rentenbescheid erhalten, gelesen, das Telefon herausgezogen und sich ins Bett gelegt. Sie wollte nichts sehen oder hören. Sarah hatte geglaubt, jetzt, wo es ihr etwas besser ging, hin und wieder ihr Leben genießen zu können. Das hatte sich nun schlagartig geändert.
Auf Grund ihrer – immer in Alarmbereitschaft liegenden – Depressionen, wollte sie mit sechzig Jahren in Rente gehen. Die Abzüge allein dafür betrugen über neun Prozent. Ihre häufigen Erkrankungen seit 1994 und die ihrer inzwischen erwachsenen Kinder schlugen bei der Berechnung der Rente auch zu Buche.
Nach dem Sarah hin und her gerechnet hatte, kam sie nach Auflistung aller Unkosten zu der Feststellung, dass ihr nach einem arbeitsreichen Leben, wenn sie sparsam war, 100 Euro „Taschengeld" im Monat zur Verfügung standen.
Ihre Beine wurden weich. Drei Tage lang fand Sarah nicht die Kraft aufzustehen. Dann sprach sie mit ihrem Sohn Andreas über ihre Rente. Der tröstete sie und bot ihr an, sie in seinem Unternehmen für einen guten Lohn einzustellen. Er stellte ihr frei, über Arbeit und Einsatz selbst zu entscheiden
Etwa vierzehn Tage dachte Sarah über das Angebot nach.

Oderstadt, den 14. Januar 2003

Lieber Andreas,

zunächst einmal danke ich dir ganz herzlich für deine Bereitschaft, mich finanziell zu unterstützen. Du weißt, dass ich die Entscheidung – ob ich dein Angebot annehme oder nicht – vor mir hergeschoben habe, wie eine heiße Kartoffel, weil ich keine vernünftige Antwort für mich finden konnte. Jetzt habe ich mich entschlossen.
Ich möchte bei dir nicht angestellt werden, sondern weiterhin das liebevolle und herzliche Verhältnis zu dir behalten, wie bisher. Dafür ist mir wichtig, von dir finanziell unabhängig zu bleiben. Das hat nichts mit meiner Bereitschaft zu tun, euch zu helfen, wenn ich es kann. Aber ich muss die Freiheit haben, selbst entscheiden zu können, ob ich das will.
Gestern habe ich mit Papa wegen meiner Rente Kriegsrat gehalten. Er wird mir die Hälfte zu Tobias' Studiengeld dazugeben.
Ich habe ja noch ein Polster und wenn es eng wird, werde ich darauf zurückgreifen.
Ich bitte dich, diesen Brief zu verstehen, und wenn dir das nicht möglich ist, ihn als meinen unumstößlichen Willen zur Kenntnis zu nehmen.

Ich grüße dich lieb
deine Mutti

Eigenartig. Nach dem Sarah diesen Brief geschrieben hat, ist ihr wieder wohler. Sie weiß, dass sie nicht allein steht und wenn es eng wird, Hilfe bekommt.
Ihre Kämpfernatur ist wieder erwacht. Sie wird weitermachen mit der:

Kinder- und Jugendhilfe

Sarah kann nur staunen – immer wieder, wenn sie fernsieht, Radio hört oder Zeitung liest – wie viele Politiker sich über die Gewalt- und Kriminalitätsbereitschaft bei Jugendlichen wundern. Was gibt es denn da zu wundern? Leben die auf einem anderen Stern?
Perspektivlosigkeit, aggressive Filme, Verherrlichung von Gewalt und kaum Lehr- und Arbeitsstellen sind nicht dazu angetan, einen Jugendlichen für die Zukunft zu motivieren. Wer nicht über gute Beziehungen oder Topleistungen verfügt, hat doch kaum Chancen, einen Beruf seiner Wahl zu erlernen. Er kann von Glück sagen, wenn er überhaupt eine Lehrstelle bekommt.
Was aber wird mit denen, die auch nach der fünfzigsten Bewerbung bescheinigt bekommen, dass sie nicht gebraucht werden? Bei denen stürzt das Selbstwertgefühl in der Regel in den Keller. Es ist normal, dass sich solch ein Jugendlicher anderweitig Bestätigung sucht.
Dieser Absturz, aus dem letztlich behüteten Schulalltag ins Nichts, setzt auch kriminelle Energien frei, die ansonsten vielleicht nie ans Tageslicht gekommen wären.

Es ist eine Schande, wie achtlos in Deutschland mit der Jugend umgegangen wird, ohne dass die Bevölkerung aufschreit und die Verantwortlichen zur Rechenschaft zieht. Wirkliche Beachtung findet ein Jugendlicher oder Erwachsener doch erst dann, wenn er straffällig wird und sich wohlmöglich an bürgerlichem Eigentum vergeht. Dann ist er kriminell, dann besteht die Pflicht einzugreifen, sich um ihn zu kümmern.

Wenn er Glück hat, bekommt er nun sogar etliche Fördermaßnahmen angeboten. Die Resozialisierung ist in der Jugendhilfe nämlich eine Pflichtleistung, und die muss von Gesetzes wegen realisiert und bezahlt werden. So viel Eingeschränktheit im Ansatz von Erziehung und Hilfe zum Leben treibt Sarah an den Rand der Verzweiflung. Nicht für das Schaffen von Voraussetzungen für ein sinnerfülltes Leben gibt es Unterstützung, sondern für die Behebung von Schäden, die vermeidbar gewesen wären.
Für Sarah ist das widersinnig, kostenaufwendig und pervers. Und sie ist in Deutschland nicht die Einzige, die darunter leidet. Sarah weiß sich eins mit Zigtausenden von Menschen, die sich in diesem Aufgabenbereich auskennen, darin arbeiten und nach Verbesserungen suchen.

Als Mitglied des Jugendhilfeausschusses ihrer Stadt hat sie sich seit seiner Gründung sehr, sehr oft über diesen unsinnigen Ansatz geärgert. Sie weiß nicht mehr, wie oft Förderung für sinnvolle Freizeitbeschäftigungen entfielen, weil nur wenige Mittel zur Verfügung standen und die Stadt an freiwilligen Leistungen sparen musste. Für irgendwelche sozialen Trainingskurse aber, mussten Gelder bereitgestellt werden, weil die der Resozialisierung dienen sollten. Ob das wirklich Erfolg hatte, konnte kaum geprüft werden. Sarah weiß, dass etliche Jugendliche nicht einmal daran dachten, die Angebote wahrzunehmen.
Dieser Widersinn der gelebten Politik zerrte an Sarahs Nerven. Wenn sie nach solchen Jugendhilfeausschuss-Sitzungen spätabends nach Hause fuhr, fühlte sie sich zerschlagen und war demoralisiert.

Das war nicht die einzige Widersinnigkeit, unter der sie litt. Was ihr von allen Unzulänglichkeiten am meisten zu schaffen machte, war die Erkenntnis, dass der Mensch letztlich auch nur eine Ware ist.

Die Ware Mensch

Unter Schmerzen hatte Sarah begreifen müssen, dass sich ein Mensch, der in irgendeiner Form der Betreuung bedurfte – egal, ob es sich um Kinder, Jugendliche, Alte, Behinderte, Kranke oder sonst wen handelte – rechnen muss.

Sozialstationen

In ihrer Funktion als Stellvertreterin des Sozialamtes hatte Sarah diese Einrichtungen in ihrer Stadt mit aus der Taufe gehoben. Sie bieten ambulante Versorgung für Pflegebedürftige, die nicht stationär versorgt werden müssen. Eine dieser Leistungen – die Hauswirtschaftspflege – lag Sarah quer im Magen, weil sie meinte, dass der Preis für eine solche Pflegestunde unangemessen hoch angesetzt sei. Sie wusste, wie viele Menschen auf diese Form der Betreuung angewiesen waren. In der Regel handelte es sich um Rentner. Menschen, die früher in der DDR von der Volkssolidarität für ein paar Pfennige gepflegt wurden. Die sollten nun begreifen, dass sie in ihrem neuen Staat zukünftig fünfzehn D-Mark für eine hauswirtschaftliche Stunde zu zahlen hätten. Sarah fand dieses Ansinnen unglaublich und stimmte dem Preis nicht zu, sondern bemühte sich, eine Lobby für die Pflegebedürftigen zu schaffen, um die Kosten zu minimieren. Sie setzte sich mit allen Entscheidungsträgern auseinander, derer sie habhaft werden konnte und redete sich den Mund fusselig. Sarah warb dafür, dass man an Alten und Kranken nicht verdienen dürfe, sondern von ihnen wirklich nur das Nötigste zur Absicherung der Leistungen verlangen könne. Mit ihrer Haltung eckte sie bei vielen an.

Auch in ihrem Verband geriet sie mit der Fachberaterin für Sozialstationen, die aus den alten Bundesländern kam, aneinander. Die empfand Sarahs Haltung als engstirnig und rechnete ihr in einer Dienstberatung vor, was man alles an Kosten einbeziehen müsse, um eine Sozialstation erhalten zu können. Sarah glaubte durchzudrehen, weil es ihr nicht gelang zu erklären, dass nicht alle anfallenden Kosten einer Station auf eine Hauswirtschaftsstunde umgelegt werden müssten. Ständig suchte sie nach neuen Argumenten zur Minimierung der Preise.

Bei ihren Appellen hatte sie häufig ihren alten Opa vor Augen, der sich noch im Rentenalter Pfennigbeträge dazuverdiente, um sich etwas auf die hohe Kante zu legen. Der sparsame Opa war stolz auf seine Rücklage. Wie viele der alten Menschen aus der DDR, hatte er sein Leben nicht richtig gelebt, sondern das wenige, was er erwarb, aufgespart. Diese Spargelder sollte er nun – wie andere auch – für eine Leistung herausrücken, die sie bis vor kurzem für „ein Appel und ein Ei" bekamen.

Sarah dachte nicht daran, klein beizugeben, bis ihr Kampf mit einer bitteren Niederlage endete.

Wieder einmal hatte sie sich in einer Sozialausschusssitzung vehement gegen die Erhöhung der Kosten für eine Pflegestunde ausgesprochen, weil sie nicht wollte, dass die Mitglieder diesem Vorschlag zustimmten. Als ihre Widersacher den Sieg schon fast in der Tasche wähnten, gab es für Sarah kein Halten mehr und sie erklärte: „Lieber versinken die Rentner im Dreck, als dass sie ihr wertvoll Erspartes für so eine teure Pflegestunde ausgeben." Sie war froh, dass ihr diese drastische Erklärung noch im letzten Moment eingefallen war und glaubte, die Abgeordneten für die Tragweite ihrer Entscheidung sensibilisiert zu haben. Sarah unterlag und musste sich der Übermacht beugen. Am nächsten Tag konnte sie folgende Schlagzeile in der Zeitung lesen:

Lander: „Lieber versinken die Rentner im Dreck, als dass sie ihr Erspartes für eine teuere Hauswirtschaftsstunde ausgeben." Ihr wurde schlecht. Natürlich hatte sie diesen Satz gesagt, aber in dem ganzen Zeitungsbericht war kein Wort über ihr Engagement für die Betroffenen zu lesen, sondern nur dieser Satz. Gern hätte sie den Journalisten für seinen einseitigen Artikel zur Rechenschaft gezogen. Aber wie, dem Wortlaut nach hatte er ja Recht. Als sie an den darauffolgenden Tagen auch noch empörte Leserbriefe von Rentnern ertragen musste, fühlte sie sich nur noch mies.

Noch heute darf Sarah nicht an diese Niederlage denken und muss erst einmal mit Jürgen darüber sprechen.
Sie liest ihm aus ihrem Buch vor. Ihr Mann empfiehlt: „Du solltest zwei Bücher schreiben, eines über deine Depressionen und ein zweites, in dem du über deine Befindlichkeiten wie zum Beispiel zu den Sozialstationen schreibst. Diese Niederlagen und deine Krankheit haben ja nicht direkt miteinander zu tun." Sarah verlässt sich oft auf seinen Rat, weil er ausgewogener ist als sie.
Aber diese Überlegung akzeptiert sie nicht: „Du weißt doch am Besten, wie ich damals gelitten habe. Wie verzweifelt ich darüber war, dass dieser Armleuchter von einem Journalisten mit einem Satz meinen Einsatz von über einem halben Jahr kaputtmachte. Was wussten denn die Rentner davon, wie ich für sie gestritten und gekämpft habe. Erinnerst du dich, dass ich mich tagelang nach dem Artikel verkrochen habe?"
Jürgen nickt: „Doch. Na, wenn du das so siehst, gehört es irgendwie wohl doch rein."

Geld und Macht – Segen oder Fluch

Geld hatte zu DDR-Zeiten für Sarah nie eine große Rolle gespielt. Was sie hatten, reichte zum Leben. Und die Westpakete ihrer Tanten verschönten es.
Die neue, bedeutsame Rolle des Geldes erschloss sich ihr erst im geeinten Deutschland durch Machtkämpfe, die überall da entbrannten, wo es etwas zu verdienen gab, sich etwas rechnete. Da waren Wohlfahrtsverbände genauso wenig davor gefeit wie die Wirtschaft.
Die Auseinadersetzungen um lukrative Einrichtungen, wie zum Beispiel Altenheime, waren weder fair noch fein. Sarah fand das widerlich und musste trotzdem mitrangeln, wenn

ihre Vereine nicht auf der Strecke bleiben sollten. Bei diesem Poker lebte sie ständig zwischen Glücksgefühl und Niedergeschlagenheit, je nachdem, ob sie die Bessere oder Verliererin war. Wenn Sarah zur Ruhe kam, schämte sie sich, dass sie inzwischen genauso kämpfte, wie die, über die sie sich aufregte. Im Mai neunzehnhundertdreiundneunzig waren Sarahs Kräfte aufgebraucht. Ihre Diplomatie und Konsensfähigkeit hatten sich erschöpft, so dass sie den anderen Wohlfahrtsverbänden das Spiel verdarb, als es wieder einmal um ein Altenheim ging. Der Kuchen war schon längst aufgeteilt, als sie davon erfuhr. Sie sollte nur noch „ja" sagen, vielleicht wäre sie beim nächsten Mal dran.

Sarah hatte keine Lust mehr, bei diesem Geschiebe mitzumachen und votierte bei der Abstimmung vor dem Sozialamtsleiter gegen den beschlossenen Deal. Diese Demonstration der Einigkeit – die überhaupt nicht zwischen ihnen herrschte – machte sie nicht mehr mit. Von den Vertretern der anderen Verbände erntete sie nur ein mitleidiges Lächeln für ihr Verhalten. Danach fühlte sich Sarah hundeelend und ging auf die Toilette, um sich zu übergeben.

Sie hatte Stärke demonstrieren wollen, ohne noch welche zu haben. Sarah wurde krank, nahm in fünf Tagen fünf Kilo ab und brauchte vierzehn lange Tage, um wieder mitmischen zu können. Ihre wiedergefundene Kraft hielt nicht lange vor, weil die Bedingungen die gleichen blieben.

Überall, wohin sie sah, ging es um Vorteile – ob nun um Gelder, Posten, Macht oder alles zusammen. Weder in ihrer Partei, der SPD, noch in der Vereinigung der sozialen Verbände, noch bei den Ämtern konnte sie einen Unterschied erkennen. Sarah erreichte den Punkt, wo sie den Entscheidungsträgern das sagte, was sie dachte. Trotzdem glaubte sie zu der Zeit noch, sich souverän zwischen den Fronten zu bewegen. Ihr Landesgeschäftsführer ließ ihr freie Hand und war überzeugt, dass sich seine Regionalleiterein schon wieder fangen würde.

Querulant, auch in der Partei

Ende 1993 fuhr Sarah das letzte Mal in ihrer Funktion als Parteiratsmitglied zu einem Parteitag (nach Wiesbaden). Zu der Zeit ging es ihr schon so schlecht, dass sie bei geringsten Anlässen von Kopfschmerzen, Übelkeit und Schüttelfrost geplagt wurde. Deshalb wollte sie nur als stiller Beobachter dabei sein und wissen, in welche Richtung die politische Entwicklung gehen würde.

Trotzdem ließ sie sich dann doch zu einem spontanen Redebeitrag hinreißen. Es hatte sie verrückt gemacht, wie liebedienerisch viele der Genossen um Björn Engholm herumtanzten, als er seine Rede als möglicher Kanzlerkandidat beendet hatte. Das waren die gleichen, die während des Beitrags von Wolfgang Thierse entweder ungeniert quatschten oder gleich den Raum verließen. Die Missachtung war unübersehbar. Dabei ging es Sarah nicht eigentlich um Thierse, sondern um die mangelnde Höflichkeit gegenüber dem ersten Vertreter aus den neuen Bundesländern, der offiziell sprach. Deshalb meldete sie einen Beitrag über den „Umgang der westdeutschen Genossen mit den ostdeutschen“ beim Präsidium an.

Der entgegennehmende Genosse reagierte entsetzt und fragte, ob das wirklich sein müsse. Sarah bestand auf ihrem verbrieften Rederrecht als Parteiratsmitglied. Sie war so von ihrer Mission erfüllt, dass sie lange an ihrem Beitrag formulierte. Er sollte aussagekräftig, aber trotzdem ohne Aggressionen sein. Nach dem Sarah fertig war, saß sie in Habachtstellung, um ihren Auftritt nicht zu verpassen. Sie ging weder zum Essen, noch zur Toilette, das musste Zeit haben, bis sie gesprochen hatte.

Endlich wurde der letzte Redner angekündigt. Sie atmete auf und lehnte sich bis zu dem Moment zurück, als sie vernahm, dass es sich nicht um ihren, sondern einen anderen Beitrag handelte. Das Präsidium hatte das Thema unter den Tisch fallen lassen wollen. Sarah stürmte nach vorne und bestand

als Parteiratsmitglied auf ihrem Rederecht. Widerwillig wurde sie angekündigt: „Jetzt hören Sie noch die Genossin Lander aus Brandenburg auf ihren ausdrücklichen Wunsch hin.“ Die Ankündigung ließ sie kalt.
Sie war nur ein bisschen aufgeregt, als sie nach vorn ans Mikro ging und in etwa sagte: „Wir haben aufmerksam zugehört als Euer Björn Engholm gesprochen hat. Wie kann es sein, dass Ihr, wenn unser Wolfgang Thierse seinen Beitrag hält, laut dazwischenquatscht oder sogar den Raum verlasst?“ Sarah ging darauf ein, dass so ein Verhalten nicht der gegenseitigen Achtung und Anerkennung diene, und sie erwarte, dass man sich wenigsten in einem solchen Gremium um Verständnis füreinander bemühe.
Über mangelnde Aufmerksamkeit musste sie sich nicht beklagen, als sie ihren Beitrag beendet hatte. Der Applaus zeigte ihr, wo welche Abgeordneten saßen. Den Ostdeutschen hatte Sarah aus dem Herzen gesprochen. Einige der westdeutschen Zuhörer aber reagierten beleidigt, sogar zynisch.
Als sie erschöpft von der Bühne an ihren Platz zurückging, sagte einer der westdeutschen Genossen zu ihr: „Das hast du aber gut gemacht,“ Sarah lächelte ihn freudig an. Plötzlich zischte er: „Wo gibt es denn so etwas, die Partei vor der Presse bloßzustellen?“
Die Presse war ihr egal. Man musste endlich eine vernünftige Sprache miteinander finden. Nur das zählte!
Nach ihrem Redebeitrag war Sarah ausgebrannt und wollte nur noch ins Bett. Den Parteitag musste sie vorzeitig verlassen, weil sie immer wieder von undefinierbarem Schüttelfrost und Angstgefühlen geplagt wurde. Es war höchste Zeit für einen Urlaub.
Dass es dafür bereits zu spät war, erkannte Sarah erst eine Woche nach dem Wohlfahrtsball im Januar 1994, als sie zusammenbrach.

Trostlos

Und nun? Nichts! Ihr war nicht besser und nicht schlechter als vor ihrer Spurensuche. Sarah verkroch sich weiter vor den anderen. Manchmal schleppte sie sich den Berg hoch, auf dem sie das letzte Mal mit Jane gewesen war. Dann legte sie sich ins Gras, sah in die Wolken oder hinunter ins Tal. Oft wurde dabei in ihr der Wunsch übermächtig, aus dem Leben auszusteigen. Gewannen diese Gedanken Überhand, setzten sie sich wie ein Virus ihn ihr fest und ließen alle Hoffnungen auf eine Zukunft sterben.

Endlich war der letzte Kurabend erreicht. Sarah legte sich erleichtert ins Bett. Nun würde es besser werden, bestimmt, denn sie konnte endlich nach Hause. Hundeelend und mit Kopfschmerzen wachte sie am Abreisetag auf. Sie musste aufstehen. Schließlich wollte sie gleich nach dem Frühstück fahren. Kaum im Badezimmer, warf Sarah einen Blick in den Spiegel. Ihr Gesicht war verquollen, voller Pusteln und ihr Körper mit Ausschlag übersät. So konnte sie nicht nach Hause fahren! Also musste sie auch am letzten Tag zum Arzt gehen und sich eine Calciumspritze geben lassen. Danach brach sie fluchtartig auf. Sarah wollte weg sein, nur noch weg aus dieser Einrichtung. Endlich auf dem häuslichen Parkplatz, wünschte sie nur, keinem mit diesem verquollenen Gesicht über den Weg zu laufen. Die Spritze hatte nicht mehr gewirkt.

Von ihrem Gepäck raffte sie zusammen, was sie tragen konnte. Den Rest würde Jürgen holen. Sie war nicht bereit, sich noch einmal der Gefahr auszusetzen, einem Nachbarn oder Bekannten zu begegnen.

Als Jürgen mit einem Blumenstrauß nach Hause kam und Sarah begrüßte, war er erschüttert. Seine Frau sah schlimmer aus als vor ihrer Kur. Obwohl er nichts sagte, konnte er seine Enttäuschung nicht verbergen. Gleich am nächsten Tag suchte Sarah ihren Hausarzt auf. Bei ihrem Anblick war auch er ratlos und schrieb sie weiterhin krank.

Jürgen verzweifelte über die Lethargie seiner Frau. Und das nach sechs Wochen intensiver Behandlung! Er wusste nicht mehr, womit er ihr neuen Lebenswillen einhauchen sollte. Bis er glaubte, es vielleicht mit der Politik schaffen zu können. Schließlich standen Landtagswahlen vor der Tür. In ihrer Stadt war viel los, weil sich die Politiker die Klinke in die Hand gaben. Das hatte Sarah immer interessiert. Jürgen redete mit Engelszungen auf seine Frau ein, um sie für eine der Veranstaltungen zu begeistern. Es musste ihm doch gelingen, sie von dieser Liege im Wohnzimmer zu locken. Sarah reagierte überhaupt nicht. Als Manfred Stolpe in ihre Stadt kam, glaubte er, Sarah wenigsten für diesen Politiker interessieren zu können. Er redete entgegen seiner sonstigen Art, solange auf sie ein, bis sie ihm mit Nachdruck erklärte, dass sie das Haus nicht verlassen werde.

Jürgen fuhr allein. Auf dem zentralen Platz herrschte eine tolle Stimmung. Er entschloss sich, Sarah noch einmal telefonisch zu motivieren. Sie versprach, über seinen Vorschlag nachzudenken, zögerte einen Moment, um sich dann wieder hinzulegen.

Warum begriff Jürgen nicht, dass sie Angst vor einer großen Menschenansammlung hatte? Eine halbe Stunde später versuchte er erneut, seine Frau herunterzulocken. Sarah wagte nicht mehr, ihm noch eine Absage zu erteilen und versicherte, sich auf den Weg zu machen. Schon beim Schminken klopfte ihr Herz wie toll. Gleichzeitig erfasste sie eine bedrückende Angst, so dass sie sich hinlegen musste. Kurz darauf klingelte abermals das Telefon: „Wo bleibst du denn? Ich habe den anderen schon erzählt, dass du kommst." Sarah bat Jürgen endlich zu begreifen, dass sie es nicht schaffen könne.

Er war bitter enttäuscht. Seit Monaten hoffte er, dass es vorwärts ginge, aber seine Frau schien alle Energie verloren zu haben und auch nicht mehr willens, danach zu suchen.

„Kohl kommt – Eier kaufen“

... konnte Sarah auf einigen selbstgebastelten Schildern in ihrer Stadt lesen, als sie zum Arzt musste.
Die Landes-CDU hatte 1994 alles darangesetzt, ihn als stärkstes Zugpferd für die Landtagswahlen in die Oderstadt einzuladen. Dieser Politiker wurde von den einen herbeigesehnt, von den anderen für alle Misserfolge nach der Vereinigung verantwortlich gemacht und zur Hölle gewünscht.
Es war das erste Mal, dass Sarah darüber nachdachte, eine Veranstaltung anlässlich der Wahl zu besuchen. Gut ging es ihr nicht, aber vielleicht sollte sie doch hingehen. Zögerlich schminkte sie sich und zog sich an. Danach war sie erschöpft. Hinlegen oder hingehen?, sie wusste es nicht. Sie könnte mit dem Auto in die Stadt fahren, und wenn sie Angst bekäme, umkehren. Sarah sah in den Spiegel. Eigentlich sah sie gar nicht krank aus. Sie hatte sich gut geschminkt. Langsam ging sie zu ihrem Auto. In der Nähe des zentralen Platzes fand sie sogar eine Parkmöglichkeit. Von dort machte sie sich zaghaft auf den Weg. Eigenartig, der große Platz war ringsherum abgesperrt. Wieso denn? Sarah hatte sich noch gar nicht ausgewundert, als zwei Polizisten auf sie zukamen, ihren Ausweis und den Inhalt ihrer Tasche sehen wollten. Wo gab es denn so etwas?
In ihrem eleganten Hosenanzug sah sie nicht gerade wie ein Randalierer aus. Und ihr kleines Täschchen fasste gerade mal ihr Portemonnaie, einen Kamm und die Schlüssel. Sarah machte aus ihrer Verwunderung keinen Hehl und erklärte den Kontrolleuren, dass ihr so etwas nicht einmal zu DDR-Zeiten passiert sei. Die Herren ließen sie trotzdem ungerührt den Inhalt ihrer Tasche auspacken. Nach diesem Erlebnis ging es Sarah besser.
Diese unsichere Haltung der Machthabenden hatte nichts mehr mit der Selbstgefälligkeit zu tun, der sie oft begegnet war. Die CDU-Wahlmannschaft hatte sich in die Höhle des Löwen begeben und bemühte sich, Gelassenheit zu demons-

trieren. Sie waren es aber nicht, sondern hatten Angst. Angst vor der geballten Ladung Wut, die ihnen von den Verlierern entgegenschlagen würde. Das gab der Kranken Kraft. Nicht sie – die Einheimischen – zitterten, sondern die Bestimmer. Sarah hob nach langer Zeit wieder einmal selbstbewusst den Kopf und suchte sich einen guten Stehplatz.

Nach einigen Minuten gesellte sich ein Bekannter aus den alten Bundesländern zu ihr. Sie hatten gemeinsam des Öfteren Benefizveranstaltungen für ihren Verband organisiert. Er wusste, dass sie schon lange krank war: „Mensch Sarah, du siehst ja wieder richtig gut aus." Die Kranke freute sich, bis sie ihn noch einmal vor sich hinmurmeln hörte: „Du siehst ja wirklich gut aus." Anfänglich hatte er es wohl nur so hingesagt.

Sarahs Gefühle wurden immer besser, sie freute sich, gekommen zu sein und dazuzugehören. Zu den Tausenden, die auf dem Platz waren und nichts mehr von blühenden Landschaften hören, sondern sie haben wollten. Die Veranstaltung fand zu einer Zeit statt, als bereits alle Großbetriebe in der Region kaputt waren und viele der Gekommenen keine Arbeit mehr hatten. Die Stimmung brannte so, dass man es fast körperlich spürte. Das waren nicht mehr die euphorischen Schreier von 1990, das waren Menschen, die eine Rechnung begleichen wollten, weil sie sich hintergangen fühlten. Es ging auch nicht wirklich darum, wer an der Situation Schuld war, es ging darum, die Enttäuschungen und Niederlagen herauszulassen.

Für die CDU-Mitglieder war die Situation katastrophal. Sie bemühten sich vergeblich, gute Stimmung zu verbreiten. Die Massen schrieen und buhten, dass man sein eigenes Wort nicht mehr verstand. Sarahs Nachbar war entsetzt über die aufgebrachten Menschen. Ihm hatte die Einheit nur Vorteile gebracht. Sarah hingegen fühlte mit der Menge.

Als die Situation dann ernsthaft eskalierte und Eier auf Kohl geworfen wurden, schämte sie sich. Kohl bemühte sich um Fassung und redete weiter. Kurz darauf wurde die Veranstaltung erneut massiv gestört. Sarah glaubte ihren Ohren nicht zu trauen, als hinter ihnen – von den oberen Etagen eines Neubaus – laut Schalmaienmusik erklang. Auf dem Platz war nichts mehr zu verstehen. Die CDU-Mitglieder hielten die vorderen Reihen besetzt und bemühten sich, dem Kanzler und ihrem Landtagskandidaten ein geschlossenes Bild zu bieten und sie mit lautem Klatschen zu unterstützten.

Ihr Einsatz war hoffnungslos und ging im allgemeinen Gebrülle der Wütenden unter. Die weiter hinten Stehenden verstanden kein Wort von den Beiträgen auf der Bühne. Die waren für Sarah auch nicht wichtig. Für sie war wichtig, dass ihre Brüder und Schwestern nicht mehr wie dumme Schafe jubelten. Das waren wieder die, die einen politischen Umbruch herbeigeführt hatten, die bei Demonstrationen dicht gedrängt marschiert waren und sich auch von der Stasi nicht hatten einschüchtern lassen. Die Ostdeutschen zeigten wieder Selbstbewusstsein.

Das machte Sarah Mut. Sie empfand für ihren sprachlosen Nachbarn Mitleid, weil er zum ersten Mal hautnah miterlebte, wie sich Menschen gegen ihren und seinen Staat auflehnten. Solche Menschen waren ihm unbekannt, die hatte er nicht erwartet.

Die CDU wollte die Veranstaltung mit dem gemeinsamen Singen von „Deutschland, Deutschland über alles“ beenden. Eine Fehleinschätzung der Situation, die fast als töricht zu bezeichnen war. Obwohl die CDU-Mitglieder ihr Bestes gaben, gingen sie in der Masse der Schreier unter. Als Sarahs Nachbar aus voller Kehle einstimmte, schubste sie ihn und flüsterte: „Es ist besser, wenn du still bist.“ Sie hatte bemerkt, wie drohend einige – der um sie herum Stehenden – zu ihnen herüber sahen. „Mensch sei still,“ ermahnte sie ihn noch einmal. Sie fürchtete, dass es in dieser aufgeheizten Stimmung schnell zu einer Schlägerei kommen könnte.

Beim Nachhausefahren genoss Sarah ihr neues Lebensgefühl. Irgendwie hatte sie plötzlich wieder Zutrauen und Kraft. Vielleicht würde sie ja doch noch gesund werden?

Dieses Aufflackern ihres Selbstbewusstseins gab der Kranken die Kraft, sich wenigstens versuchsweise gesundschreiben zu lassen. Etwa vierzehn Tage nach Kurende trat Sarah ihren Dienst wieder an.

Rückkehr in ein „Normales Leben" – An den Haaren aus dem Dreck

Der Anfang

Die Regionalleiterin war ungefähr sieben Monate ausgefallen. Alle freuten sich oder taten wenigstens so, als Sarah zur Arbeit erschien und bemühten sich, ihr den Start zu erleichtern. Das war schwerer als vermutet.
Mit jedem Schriftstück, das Sarah durchblätterte, griff sie in Unbekanntes, Neues. Sie bemühte sich den Text zu verstehen, in ihn einzudringen. Bereits nach kurzer Zeit konnte sie sich kaum noch auf dem Stuhl halten und wollte sich nur noch hinlegen. Dabei wusste Sarah, dass sie keine Schwäche zeigen durfte, schon wegen ihrer Vertretung, weil die nicht damit klarkam, ihre genossenen Rechte wieder abgeben zu müssen.
Sarah musste die Zügel wieder in die Hand nehmen, wenn sie akzeptiert werden wollte. Gut, dass ihr Maren half. Ohne diese junge Frau hätte sie es im Büro nicht ausgehalten. Sarah musste es gelingen, von außen wieder als verlässlicher Partner wahrgenommen zu werden, wenn sie den Vereinen helfen wollte.
Schließlich hatten die lange auf sie gewartet und hofften nun auf eine ordentliche Unterstützung durch sie. Zum Glück ahnten sie nicht, wie weit Sarah von der Normalität entfernt war, dass sie sich so manches mal nur mühsam am Schreibtisch festklammerte, um nicht wegzusacken. Wenn es ihr wieder einmal richtig mies ging und Sarah eingefallen hinter ihrem Schreibtisch kauerte, ließ sich Maren eine passende

Ausrede für ihre Chefin einfallen, um ihr eine Auszeit im Garten zu ermöglichen. Durch dieses Verständnis und die Unterstützung ihrer Sekretärin gewann Sarah allmählich an Kampfkraft zurück.
Kam sie aber nach Hause, war die Luft raus. Sie fiel wie tot ins Bett und konnte trotz ihrer Erschöpfung nur mit Tabletten schlafen. Nach etwa drei Wochen gelang es der Regionalleiterin wieder halbwegs konzentriert, in der Abgeschirmtheit ihres Büros zu arbeiten. Trotzdem fehlte ihr der Mut und die Kraft, sich wieder in der Öffentlichkeit zu engagieren.
Sarah hielt sich von allen Außenterminen fern, wohl wissend, dass das nicht ewig so weitergehen könnte. Sie überlegte lange, womit sie den Auftakt wagen sollte und entschied sich für eine Jugendhilfeausschuss-Sitzung. Da war sie auf ihrem Terrain, diesem Ausschuss gehörte sie seit seiner Gründung an.

Brennen auf ihrer Haut

An die erste Sitzung nach ihrer Erkrankung erinnerte sich Sarah nur ungern, weil nichts mehr so war, wie sie es in Erinnerung hatte. Während ihrer Krankheit waren Neuwahlen in der Stadt gewesen, so dass es im Jugendhilfeausschuss eine andere Zusammensetzung gab. Viele der alten Mitglieder waren nicht mehr vertreten. Auch der Dezernent war neu. Sarah hatte nichts zum Festhalten und fühlte sich fremd. Sie war so irritiert, dass es ihr in der Sitzung kaum gelang, den Inhalt des Gesagten zu erfassen, geschweige denn den Diskussionen zu folgen. Sie spürte nur, dass sich die Kräfte neu formiert hatten und wusste, dass sie sich möglichst schnell wieder Akzeptanz und einen guten Stand erarbeiten musste, wenn sie mithalten und die Vereine wie früher unterstützen wollte.
Sarah versuchte ihre Restenergie zu bündeln, ihr früheres Wissen zu aktivieren und mit einigen wenigen Diskussionsbeiträgen zu zeigen, dass sie ein ernstzunehmender Partner im Ausschuss war.

Ihre Anstrengungen, den anderen eine nicht vorhandene Stärke vorzugaukeln, hatten ihren Preis. Bei Sarah stellte sich – von einem Tag auf den anderen – ein intensives Brennen auf ihrer Haut ein. Jede unangenehme Situation, in die sie geriet, konnte das auslösen. Es genügte eine unerfreuliche Mitteilung, sich belogen oder hintergangen zu fühlen, was auch immer, sofort begann das Brennen. Nie wusste sie, an welcher Stelle ihres Körpers diese nervende Erscheinung – so, als hätte sie sich dick mit Schlangengift eingerieben oder in einen Ameisenhaufen gesetzt – auftreten würde. Mal begann es am Rücken, ein nächstes Mal auf der Brust, dann wieder an den Armen oder Beinen oder, oder, oder .... Sarah war chancenlos, diese Reaktion zu unterdrücken, weil sie von ihren Nerven ausgelöst wurde. Die Reizschwelle für das Brennen wurde immer niedriger. Es steigerte sich in einem solchen Maße, dass sie schon bei den nichtigsten Anlässen darunter litt.

Nach außen täuschte Sarah die alte Schlagkraft vor und sprach nicht über die unangenehmen Begleiterscheinungen ihrer Krankheit. „Nur nichts anmerken lassen.“, wurde zu ihrem Lebensmotto. Wie angespannt und verzweifelt sie oft war, wenn sie Entscheidungen für die Vereine durchsetzen musste, wusste eigentlich nur ihre Maren.

Rein äußerlich schien Sarah gesund geworden zu sein. Bereits für den Januar 1995 organisierte sie wieder mit ihrer Hotelpartnerin einen Wohlfahrtsball, der den vorherigen an Glanz nicht nachstand.

Psychiatriebeirat

Es sprach sich herum, dass die Lander wieder gesund war. Und weil sie als durchsetzungsfähig und streitbar galt, wurde sie 1995 von der Psychiatriebeauftragten eines von ihr betreuten Landkreises für den Psychiatriebeirat vorgeschlagen. Die wusste von Sarahs langer Erkrankung und hoffte, dass sie ihr Wissen in die Arbeit mit psychisch Kranken

einbringen würde. Sarah war zur Mitarbeit bereit, allerdings ohne die Absicht, sich vor den anderen Wohlfahrtsverbänden zu outen. Vor der ersten Sitzung war ihr flau im Magen. Als sie dann in der Beratung auch noch schräg gegenüber am Tisch ihren behandelnden Professor aus dem Krankenhaus sah, war es mit ihrem Selbstbewusstsein vorbei. Sarah war in Sorge, dass er sich etwas anmerken lassen könnte oder eventuell ihre Argumentationen in Frage stellen würde.
In der Pause sprach sie der Professor an und beglückwünschte sie zu ihrer Mitarbeit. Sie lächelten sich wie zwei Verschwörer zu. Niemals fiel ein Wort von ihm über ihre Krankheit. Schwieriger wurde es für Sarah in den großen Sitzungen der psychosozialen Arbeitsgemeinschaft, in der sich alle Vertreter des Landeskreises trafen, die sich mit psychisch Erkrankten befassten.
Als besonders belastend erlebte sie die willensstarke Vertreterin eines anderen Wohlfahrtsverbandes, mit der sie schon in gesunden Zeiten nicht klargekommen war. Als Frau Kranich dann auch noch über eine Werkstatt sprach, in der sie gleichzeitig geistig Behinderte und psychisch Kranke beschäftigte, sträubte sich alles in Sarah. Welch eine Unwissenheit, diese Personengruppen zusammenzufassen.
Sarah erklärte, dass sie eine solche Vermischung ablehne, weil es sich dabei nicht um die gleiche Klientel handle.
Natürlich konnte ein geistig Behinderter psychisch erkranken, aber ein psychisch Erkrankter war noch lange nicht geistig behindert. In ihr bäumte sich alles gegen diese Vermengung auf. Genau das hatte sie im Krankenhaus erlebt, als sie mit diesen armen Typen die „Bremer Stadtmusikanten“ spielen sollte.
Ärgerlich fügte sie hinzu, dass eine psychische Erkrankung jeden treffen könne. Man möge sich einmal vorstellen, wie einem intelligenten Menschen zumute sei, wenn er mit geistig Behinderten in einer Werkstatt arbeiten muss.
Frau Kranich fand ihr Angebot in Ordnung und blieb trotz des Protestes – auch einiger anderer Mitglieder – bei ihrer

kombinierten Werkstatt. Um solche Konstellationen in der Arbeit mit psychisch Kranken in Zukunft zu verhindern, zwang sich Sarah zu den Beratungen zu gehen, obwohl sie seelisch dadurch belastetet wurde.

Roland, eine Seele von Mensch

Wenn sie nach solchen Sitzungen wieder einmal das Gefühl hatte, nicht weiterzukönnen, verabredete sich Sarah mit ihrem Freund Roland, weil sie sich eine Auszeit gönnen wollte. Meist trafen sie sich in Erkner in einem sonnigen Café, um über alles Belastende in ihrer Arbeit zu sprechen. Dann schmiedeten sie gemeinsam Pläne und suchten nach Lösungen für bereits vorhandene Probleme, die Roland mit seinen schwierigen Jugendlichen in Hülle und Fülle hatte.

An dieser Stelle kann Sarah nicht weiterschreiben. Sie sieht aus dem Fenster und denkt an ihren Freund. An den Menschen, mit dem sie rückhaltlos ihre Probleme bereden konnte und der zu ihr auch ein tiefes Vertrauen hatte. Und der jetzt tot ist. Und die, die sie für seinen Tod verantwortlich macht, leben weiter. Sie haben ihn nur seelisch zerstört und das ist nicht strafbar.
Sarah räumt ihren Gedanken an den Freund Zeit ein.

Als sie den extralangen, dünnen Roland 1992 in einem Jugendzentrum kennen lernte, war er ihr sofort sympathisch. Er hatte ein so ansteckendes Lachen, konnte spannend erzählen und vor allem auch zuhören, so richtig mit Anteilnahme. Roland war Vorsitzender eines Jugendvereines und Mitglied in ihrem Verband. Bei ihrem ersten Besuch in seinem Jugendtreff wurden sie immer wieder von Kindern oder Jugendlichen im Gespräch unterbrochen, weil die in sein Büro kamen, um Hilfe von ihm zu erbitten. Wenn er sie auch auf später vertröstete, verließen sie zufrieden den Raum. Sie wussten, dass Roland sich um sie kümmern würde, wenn

er Zeit hatte. Die Art, wie der Mann mit seinen Zöglingen umging, gefiel Sarah. Sie hatte einen Blick dafür. Schließlich hatte sie selbst jahrelang als Lehrerin gearbeitet.
Sie quatschten sich richtig fest. Es machte Spaß, weil sie auf der gleichen Wellenlänge zu senden schienen.
Kurz bevor Sarah gehen wollte, vertraute Roland ihr an, dass er schwul sei und nicht wolle, dass sie es durch jemand anderen erfahre. Ihr war das nicht wichtig. Er war ein toller Typ, und nur das zählte für sie. Als sie sich nach fast zwei Stunden trennten, wussten sie, dass es nicht ihr letztes Treffen gewesen sein würde.
Je nach Aufgaben und Zeit trafen und unterstützten sie sich. Beide konnten ausgelassen wie Kinder sein, wenn ihnen nicht wieder einmal größerer Ärger ins Haus stand, obwohl sie sich auch dann bemühten, ihn locker aus dem Weg zu räumen. Sie lamentierten nicht bei Problemen, sondern verdrängten sie. Kein Außenstehender ahnte, und sie selbst natürlich auch nicht, dass es sie beide einmal so böse erwischen würde.
Natürlich hatte der Lange auch des Öfteren Ärger wegen seiner Veranlagung. Es gab immer wieder einmal Menschen, die glaubten, besser zu sein, weil sie eben nicht schwul waren und das demonstrierten. Sarah erinnerte sich, wie Thomas einmal laut darüber nachdachte, wieder mit einer Frau zusammenzuziehen, um sein Leben in offiziell geordnete Bahnen zu bringen. Schließlich war er zehn Jahre verheiratet und hatte einen Sohn. Letztlich unterließ er eine Veränderung und stand zu seinem Anderssein. Das brach ihm auch nicht das Genick, sondern seine Naivität und Gutgläubigkeit.
Kurz nach der Wende hatte ihr Freund einen Kinder- und Jugendverein gegründet. Mit dem wollte er ein Kinderheim übernehmen. Gestrauchelte Kinder und Jugendliche sollten eine nach neuesten pädagogischen Erkenntnissen und bestem Wissen geführte Heimstatt durch seinen Verein erhalten. Roland wollte Erhaltenswertes aus der DDR über-

nehmen und Neuerungen behutsam einführen. Sarah war begeistert von seinem Konzept und warb in der Liga der Wohlfahrtsverbände für seinen Jugendverein als Heimträger. Es war nicht einfach, den Zuschlag zu bekommen, aber sie schafften es.
Erfüllt von seiner Mission glaubte Roland, die Übernahme des Heimes gut bewältigen zu können. Wie andere Einrichtungen auch, hatte er alle aus DDR-Zeiten vorhandenen und in der Zwischenzeit hinzugekommenen Mitarbeiter übernehmen müssen. Egal, über welche Qualifikation oder menschlichen Qualitäten sie verfügten.
Roland hatte die Bequemlichkeiten einiger Erzieher massiv unterschätzt. Er begriff nicht, warum nicht alle bereit waren, die Ärmel hochzukrempeln und neu durchzustarten. Statt also umzudenken, machten ihm manche sogar das Leben schwer. Der Freund telefonierte des Öfteren mit Sarah, weil er mit so einer Arbeitshaltung nicht klarkam. Er hatte doch alles so toll vorbereitet, eigentlich hätte nichts schief gehen können. Die Mitarbeiter waren doch froh gewesen, als er den Fortbestand ihrer Arbeit sicherte.
Sarah wusste nicht, wie sie im helfen sollte, weil für die Übernommenen Kündigungsschutz bestand. Sie riet ihm deshalb, die Zähne zusammenzubeißen und ja nicht klein beizugeben. Wenn das Jahr vorbei wäre, könnte er die Quertreiber entlassen und erneut durchstarten. Von Entlassung wollte er nichts hören, weil er viel zu harmoniesüchtig war. Im Grunde war er kein Leiter.
Er wollte mit Kindern und Jugendlichen arbeiten. Das war sein Metier. Für Auseinandersetzungen mit Erwachsenen war Roland nicht geschaffen. Statt also zwischen den zerstrittenen Erziehern aufzuräumen, flüchtete er und gründete einen Jugendtreff für seinen Verein. Nun konnte er endlich mit neuen Pädagogen die Arbeit nach eigenen Vorstellungen gestalten.
Die Leitung des Heimes hatte er aus den Händen gegeben, ohne es sich einzugestehen. Dort fanden inzwischen Macht-

kämpfe unter den Erziehern statt. Die waren so intensiv, dass ihnen kaum noch Zeit blieb, sich um ihre eigentliche Arbeit, die Erziehung ihrer gestrauchelten Kinder und Jugendlichen, zu kümmern.

Die einen wollten – gemeinsam mit Roland – dem Heim eine neue Perspektive mit alternativen Angeboten geben, die anderen wollten – möglichst ohne Roland – an Altem festhalten und formierten sich gegen ihn. Schweren Herzens erkannte der Freund, seine Chance als Leiter verspielt zu haben. Er stellte eine Frau für diesen Posten ein. Eine frisch ausgebildete Heilerziehungspflegerin, die von der ausbildenden, kirchlichen Einrichtung nicht übernommen worden war. Froh eine Anstellung gefunden zu haben und versprach sie Roland, Ordnung in das erzieherische Durcheinander zu bringen. Von seiner Last befreit, rief der Freund bei Sarah an und erzählte, welch gute Lösung er für sein Heim gefunden hatte.

Sarah war gespannt auf die Frau. Ihre Neugier wurde bald gestillt. Sie hatte vom Jugendamt eine Einladung zu einer Beratung bekommen, in der es um die Jugendlichen dieses Heimes ging, weil von etlichen Bewohnern des Ortes Beschwerden gegen die Heimbewohner beim Amt vorlagen.

Als die Regionalleiterin etwas verspätet den Verhandlungsraum betrat, nahm die Heimleiterin bereits zu den Vorwürfen der Bewohner Stellung.

Es dauerte reichlich eine Viertelstunde, in der die Frau ohne Punkt und Komma, ohne auch nur einmal die Tonlage zu ändern, gleichmäßig monoton sprach. Dabei wiederholte sie fortlaufend schon Gesagtes, weil sie der Meinung schien, damit die Anwesenden von der Richtigkeit ihrer Aussagen überzeugen zu können.

Sarah fiel es immer schwerer zuzuhören. Sie rutschte auf ihrem Stuhl hin und her und hoffte, dass endlich jemand der Rednerin das Wort abschneiden würde.

Als die Regionalleiterin glaubte, das Geleiere nicht mehr aushalten zu können, suchte sie pausenlos nach einem Vor-

wand, der ihr ermöglichte, die Bratung vorzeitig zu verlassen. Und weil sie wusste, dass sie sich das in ihrer Funktion nicht leisten konnte, wurde sie wütend. Wie konnte ihr Freund nur so etwas einstellen?
Trotzdem überwand sich Sarah, im Anschluss an die Beratung noch in die betreute Wohnform des Heimes mitzufahren. Sie wollte vor Ort erleben, wie die Leiterin mit den Jugendlichen umging. Die Frau verhielt sich korrekt zu ihnen, aber es fehlte an Wärme und Herzlichkeit. Sarah atmete auf, als sie ihren Besuch beendete und das Haus verließ
Am nächsten Tag rief sie empört bei Roland an und fragte, was in ihn gefahren sei, so eine Frau einzustellen: „Mein Gott, Roland, die quatscht ohne Punkt und Komma, ohne etwas Vernünftiges dabei zu sagen. Da hat doch nichts Substanz. Verlass dich drauf, mit der wirst du noch ausreichend Ärger bekommen." Als Sarah Luft holte, hakte Roland ein und stellte sich schützend vor seine neue Leiterin. „Die ist o.k.. Ich weiß, sie wirkt etwas verschroben. Aber habe mal ein bisschen Zutrauen. Ich jedenfalls vertaue ihr." „Dein Wort in Gottes Ohr. Ich wünsche dir, dass ich mich irre." Der Kerl musste mit Blindheit geschlagen sein, was seine Heimleiterin betraf.

Es dauerte einige Zeit, bis Roland merkte, dass diese Frau vor allem eigene Interessen verfolgte und ihn als Vorsitzenden aus seinem Verein herausdrängen wollte.
Besonders quälte ihren Freund, dass er sich sein Unglück selbst ins Haus geholt hatte. Er beriet sich mit Sarah, wollte es aber letztlich doch wieder im Guten versuchen. Auf ihren Vorschlag, die Frau zu entlassen, ging er nicht ein.
„Nein, so schlecht ist sie nicht," verteidigte er die Leiterin, „man muss nur vernünftig mit ihr reden, dann wird sie sich ändern."
Sarah ging die Harmlosigkeit des Freundes über die Hutschnur: „Nun begreif es doch endlich, Roland, die lässt nicht

locker, bevor du gehst. Du musst einen anderen mit der Führung beauftragen, der die Ziele, für die wir einmal angetreten sind, auch umsetzt."

„Ich bin anders als du, ich gebe ihr noch eine Chance. Wenn ich sie entlasse, habe ich ein schlechtes Gewissen." Statt das Gespräch mit der Leiterin zu führen, musste sich Roland mit einer Grippe ins Bett legen. Nach 14 Tagen etwa ging er, noch immer krank, wieder zur Arbeit. Den Jugendclub wusste er bei seiner Stellvertreterin in guten Händen und suchte deshalb erst einmal den Kontakt zum Heim. Während seiner Abwesenheit hatte die Heimleiterin bereits Vertraute von ihm entlassen, Beschlüsse des Vorstands nicht mehr umgesetzt, sondern das gemacht, was sie für richtig hielt.

Als Roland mit ihr sprechen wollte, teilte sie ihm mit, dass sie eine außerplanmäßige Sitzung des Vereins einberufen habe, weil viele Vereinsmitglieder keine Lust mehr hätten, mit ihm zusammenzuarbeiten. Da endlich erwachte sein Kampfgeist. Die Geschicke der Kinder und Jugendlichen wollte er keineswegs nur in die Hände dieser Frau legen.

Mit trauriger, etwas zitternder Stimme bat Roland Sarah am Telefon um ein Treffen. An einem bitterkalten, stürmischen Tag im Dezember 1996 trafen sie sich in der Kleinstadt, in der er seinen Jugendclub leitete. Sarah war kuschelig warm angezogen und bekam fast einen Schock, als sie ihren Freund am Treffpunkt ausgemergelt in einem dünnen Jäckchen stehen sah. Sie hatte das Gefühl, einem Todgeweihten ins Gesicht zu sehen: „Mensch Roland, gehe bloß zum Arzt."

Er zitterte, rauchte und rauchte, und sagte nur: „Ja, ja." Die Situation war so furchtbar, dass Sarah die Tränen kaum zurückhalten konnte. Als er sie zum Essen einlud, bekam sie fast keinen Bissen herunter. Wieder erklärte sie ihrem Freund, wie wichtig ein Arztbesuch für ihn sei: „Du hast Depressionen, die müssen behandelt werden. Du weißt doch am besten, wie dreckig es mir ging. Komm, Roland, versprich es mir." Als keine Antwort von ihm kam, drängte sie ihn noch einmal. „Hast schon recht, mir geht es saumäßig. Aber ich muss allein wieder auf die Beine kommen, um in meinem Verein aufzuräumen. Wenn ich das geschafft habe, gehe ich zum Arzt. Versprochen!“ Was glaubte er eigentlich, noch erreichen zu können? Wieder einmal litt Sarah unter seiner Naivität.

Als Roland ins Heim kam, schlug ihm von der einen Seite Kälte und Ablehnung entgegen, während andere ihm zuflüsterten, dass sie sich nach dem Dienst gern mit ihm treffen würden. In den Gesprächen mit der Heimleiterin erkannte er endlich, dass es keine Zusammenarbeit mehr mit ihr geben würde. Als Roland die Aussichtslosigkeit seiner Bemühungen begriff, war die Luft bei ihm raus und seine letzte Kraft weg. Er ging zum Arzt und wurde wegen schwerer Depressionen krankgeschrieben.

Weil Sarah weiterhin nach einer Möglichkeit suchte, ihm zu helfen, traf sie sich mit Freunden von ihm, die im Kinderheim arbeiteten. Sie berieten sich bei Ruth, einer anderen Freundin von Roland, wie sie mit dieser Intrigantin fertig werden könnten. Sarah erfuhr unter welchen Bedingungen die Erzieher im Heim arbeiteten. Drei Kollegen, Freunde von Roland, waren bereits entlassen worden. Alle fühlten sich bespitzelt. Ruth fasste es zusammen: „Kaum lässt du eine leichte Kritik an dieser Heimleiterin laut werden, wird es ihr zugetragen. Es ist unmöglich, eine vernünftige Arbeit zu leisten. Am liebsten würde ich dieser Zicke meine Meinung sagen und kündigen, aber wir können Roland jetzt nicht im Stich lassen.“

Eine andere Kollegin sprach darüber, dass heimlich neue Vereinsmitglieder aufgenommen worden wären: „Die haben sich Mehrheiten geschaffen und wollen uns an die Wand drücken. Wenn es stimmt, was ich gehört habe, wollen sie Roland sogar von der Wahl ausschließen.“ Nach dieser Mitteilung begann Ruth, ihre sicheren Stimmen zu zählen. Diese Unperson hatte sie tatsächlich ausgeschaltet. Nach der Feststellung breitete sich eine große Niedergeschlagenheit bei allen aus. Sarah glaubte, sie körperlich zu spüren.

Alle, die hier saßen, würden die Arbeit verlieren und selbst, wenn ihnen diese Intrigantin nicht kündigte, wollte keiner mit ihr weiterarbeiten. Sylvia auch eine Erzieherin und Freundin von Roland setzte hinzu: „Mir hat sie schon angekündigt, dass sie auf solche Mitarbeiterinnen wie mich gern verzichtet. In ihrer Nähe kann ich kaum noch atmen."
Bis in die Nacht saßen sie zusammen und überlegten, wie sie das Komplott auffliegen lassen könnten, ohne eine Idee zu haben. Bei ihrer Verabschiedung beschlossen sie, Roland nichts von ihrer Krisensitzung zu sagen. Sie hätten ihn mit ihrem traurigen Ergebnis konfrontieren müssen. Das ging nicht. So blieb ihnen nur, auf ein Wunder zu hoffen.

Als Roland erfuhr, dass er an der außerordentlichen Vereinsversammlung, wider geltendes Recht, nicht teilnehmen dürfe und aus seinem Verein ausgeschlossen werden solle, war er außer sich. Er telefonierte mit allen, von denen er Hilfe erhoffte. Sarah war erschüttert, als ihr ehemals so lustiger Freund sie mit fast tonloser Stimme um Unterstützung bat. Sie wollte ihm auch helfen, wusste aber nicht wie, weil Roland nach wie vor nicht bereit war, gegen die unglaub-lichen Machenschaften dieser Frau gerichtlich vorzugehen. Geschwächt wie er war, hatte er Angst vor jeder Form einer offenen Konfrontation. Sarah war ratlos und reihte deshalb noch einmal alle Fakten für sich auf, in der Hoffnung, dass ihr vielleicht doch noch etwas einfiele.
In ihrer Sucht die Nummer „Eins" zu werden, hatte die Heimleiterin während Rolands Krankheit handfeste Fakten geschaffen. Erzieher, die sich ihr widersetzten und zu dem Vereinsvorsitzenden standen, waren kurzerhand entlassen worden. Anderen, die zu ihr hielten und bereit waren, Roland als Vorsitzenden abzuwählen, hatte sie einen sicheren Arbeitsplatz versprochen. Außerdem hatte sie im Verein neue Mehrheiten geschaffen. Freunde von ihr waren während seiner Abwesenheit in aller Hektik aufgenommen worden, unter ihnen auch Verwandte und Ehemänner der willfährigen Erzieher.

Als Höhepunkt dann hatte sie mit Hilfe dieser neuen Mitglieder, entgegen der Satzung, den Beschluss gefasst, Roland zur Wahl nicht zuzulassen und von der Versammlung auszuschließen.
Wenn Sarah diese Frau auch nicht ausstehen konnte, so musste sie doch zugeben, dass die Heimleiterin ganze Arbeit geleistet hatte und ihr mit Appellen an ihre Moral nicht beizukommen war. Die war so kalt und unsensibel, dass sie das nicht einmal verstehen würde.
Nach ihrem Fazit telefonierte Sarah mit Ruth. Auch der Freundin schien die Situation aussichtslos. Trotzdem hatte sie alle ehemaligen passiven Vereinsmitglieder aufgetrieben und zur Versammlung eingeladen. Sie hoffte, durch eine Erhöhung ihres Stimmenanteils die Katastrophe eventuell aufhalten zu können. Musste aber nach erneuter Hochrechnung zur Kenntnis, dass ihr Anteil noch immer nicht reichte.
Diese beispiellose, schon im Vorfeld erkennbare Niederlage war vor allem deshalb so bitter, weil ihre Gegnerin nicht einmal eine herausragende Persönlichkeit, sondern nur besonders gemein war. Ruth und Sarah fragten sich schon vor der Versammlung sorgenvoll, wie sie Roland schützen könnten, wenn es so ausginge, wie von ihnen erwartet.

Für einen Moment taucht Sarah aus dem Sumpf auf, um tief durchzuatmen.
Noch heute kann sie nicht in Ruhe davon berichten, weil sie als Vertreterin ihres Dachverbandes eben keine Weisungsbefugnis besaß. Sie konnte nur beraten, klarstellen, erläutern und appellieren, sich an Recht und Ordnung zu halten.
Es war ihr nicht möglich, unmittelbar ins Geschehen einzugreifen, weil die Vereine ihres Verbandes juristisch selbständig waren und blieben. Die bezahlten ihren Beitrag an den Verband und Sarah hatte sie zu vertreten und ihre Rechte wahrzunehmen. Sie durfte sie nicht zur Rechenschaft ziehen.
Sarah hatte darunter schon des Öfteren gelitten, aber bei diesem

Verein traf es sie besonders bitter. Statt mit dem Knüppel dazwischen zu hauen, musste sie sich in Diplomatie üben.

Noch während ihrer Fahrt zur Vereinssitzung dachte die Regionalleiterin pausenlos darüber nach, wie sie die Intrige zu Fall bringen könnten. Gleichzeitig wusste sie, dass sie chancenlos waren, weil letztlich nur Stimmen zählten. Sie betete, dass es ein Wunder geben möge! Es gab keines, alles lief wie erwartet.

Rolands Freunde ließen nichts unversucht und nahmen ihr Rederecht wahr. Sie korrigierten, wiesen auf Verstöße des Vereinsrechts hin und wollten vor allem den Missbrauchten und Unwissenden die Augen öffnen. Auch der Bürgermeister der zuständigen Kleinstadt sprach für Roland, über seine beispielhafte Leistungen und darüber, dass sich andere ein Vorbild an ihm nehmen könnten. In ihrem Redebeitrag wies Sarah unter anderem darauf hin, dass Roland als Vertreter der Jugendarbeit Maßstäbe im Land Brandenburg gesetzt hatte. Es interessierte die Angesprochenen überhaupt nicht. Schließlich hatte sich jeder seiner Freunde für ihn eingesetzt. Vergebens!

Die Neuen hatten das gar nicht hören wollen und wählten Roland ab. Und Sarah und der Bürgermeister mussten zusehen, weil sie kein Stimmrecht hatten. Nach der Wahl setzten sich die Geschlagenen zusammen und wussten, dass ihr Freund, der Mann, der alles aufgebaut hatte, diese Ungerechtigkeit nicht verkraften würde.

Trotzdem musste Roland nach seiner Gesundschreibung wieder in dem Jugendclub„seines Vereins“ arbeiten gehen, um Geld zu verdienen. Aber es machte ihm keinen Spaß mehr! Schließlich kehrten seine Depressionen mit geballter Macht zurück, so dass er wieder zu Hause bleiben musste. Sarah telefonierte häufig mit Roland, um ihn aufzurichten, so wie er es 1994 mit ihr gemacht hatte. Seine traurige Stimme machte sie hilflos. Sie wollte von ihm wissen, was

für Medikamente er bekam. „Johanniskraut", war alles, was er nannte. „So wirst du nie gesund, Roland. Du brauchst richtige Stimmungsaufheller. Es gibt gute Tabletten. Ich nehme auch welche. Wenn du willst, können wir uns treffen und darüber sprechen." Roland vertröstete sie auf später. „Sarah, ich schaff es allein. Du wirst es sehen. Und dann gehen wir wieder zusammen Eis essen."
Obwohl Sarah nicht die Einzige war, die ihm Mut machte, schafften sie es trotzdem nicht, ihn wieder zu stabilisieren. Im April 1997 schien es endlich, mit dem Freund aufwärts zu gehen. Er schmiedete sogar Urlaubspläne und wollte mit seinem Freund nach Mallorca fliegen.

Zunächst aber machte Sarah im Mai 1997 Urlaub und flog mit ihrem Sohn Andreas für eine Woche nach China. Als sie zurück waren und sie vergnügt und voller Mitteilungsbedürfnis zur Arbeit kam, nahm die Vertretungssekretärin sie sofort zur Seite. Mitfühlend sah sie ihre Chefin an: „Es tut mir so leid, Frau Lander, aber der Roland ist tot. Er hat sich aufgehängt. Wissen Sie, am Mittwoch hat er noch angerufen und wollte Sie unbedingt sprechen. Ich konnte ihm doch nur sagen, dass Sie in China sind und erst am Montag zurückkommen." In Sarahs Hals wuchs ein dicker Kloß, bis ihre Tränen unaufhaltsam zu rollen begannen. Ihr Freund war tot und sie nicht da, als er sie brauchte. Vielleicht hatte sie zu dem Zeitpunkt sogar gelacht, als sich Roland erhängte. Sarah wusste nicht, ob sie ihm hätte helfen können, machte sich aber ihre Abwesenheit zum Vorwurf.
Am Abend desselben Tages wurde Sarah von ihrem Arzt krankgeschrieben. Erst vierzehn Tage später konnte sie ihre Arbeit wieder aufnehmen.

Jetzt hat sie sich dieses Elend von der Seele geschrieben, aber bewältigt hat sie es bis heute nicht. Von Ruth weiß Sarah, dass der Verein kaputtging und das Kinderheim nicht mehr existiert.

Sarah kann nicht nahtlos weiterschreiben, weil sie der Verlust des Freundes noch immer belastet. Als er starb, starb auch ein kleiner Teil von ihr. Sie muss einige Tage abschalten. In ihrer schreibfreien Zeit beschäftigt sie sich mit den Besonderheiten menschlicher Beziehungen.

Freunde, Hoffnung und Halt

Sarah weiß, dass sie trotz ihrer Tabletten ohne Freunde und Vertraute nie gesund geworden wäre. Zum Glück hatten ihr immer Menschen beigestanden.
Die Palette ihrer Freunde ist unterschiedlich, aber das ist nicht wichtig. Wichtig ist, dass es Menschen gibt, die für sie da sind. Auch dann, wenn sie wieder einmal überzogen reagiert. Aufregungen, Ärger und Enttäuschungen kann Sarah – wie viele andere auch – nur dann bewältigen, wenn sie darüber sprechen kann und nicht alles in sich hineinfressen muss.
Sie hat einige Freundinnen und Freunde, denen sie immer in Dankbarkeit verbunden bleiben wird. Zu ihnen gehört, neben Monika aus dem Sozialamt, auch eine Psychologin – Biggi eine intelligente, selbstbewusste, aber leise Frau. Sie leitete als Vorsitzende einen Verein, der Mitglied in ihrem Verband war. Sie half Sarah auf andere Weise als ihr ansonsten nahestehende Menschen. Sie suchte Lesematerial über Depressionen für sie heraus, stellte aufmunternde Gedichte zusammen und gab ihr eigenes Wissen über das menschliche Zusammenleben an Sarah weiter. Mal sprachen sie häufiger miteinander, dann wieder kümmerte sich jeder eine Zeit lang nur um seine Aufgaben. Sarah weiß, dass sie zu Biggi gehen kann, wenn sie in Not ist.
Schon dieses Wissen, da ist jemand, der dir zuhört, wenn du ihn brauchst, ist für sie wichtig. Ein Schatz ist und war auch Maren – Vertraute, Freundin, Tochter und Sekretärin. Sarah beriet sich häufig mit ihr, weil diese junge Frau, auch unter ihrer Führung, eine Reife erlangt hatte, die sie bei der Suche nach Lösungen nicht missen wollte.

Lisa – die Vertraute

Lisa ist eine Frau, mit der sie ihre Sorgen und Geheimnisse bespricht, sich berät, wenn sie Probleme hat, zu der sie rückhaltlos ehrlich ist und ihr bedingungslos vertraut. Jürgen findet sich, mehr oder weniger Zähne knirschend, damit ab, weil er weiß, dass er keine Chance gegen sie hat. Lisa ist Sarahs beste Freundin. Lisa, die Hilfsbereite! Unglaublich, was sie alles auf die Beine stellt, um einsamen Menschen zu helfen. Fast könnte man Lisa mit Mutter Theresa vergleichen. Nicht, dass sie fromm ist, nein, sie mag es nur nicht, wenn es jemandem in ihrem Umfeld schlecht geht. Unter ihren Betreuten gibt es einige, die Sarah eigenartig und anstrengend findet. Aber das hält die Freundin nicht davon ab, auch die zu sich nach Hause zu holen, um sie zu betreuen und aufzuheitern, wenn sie einsam und alt sind.

Sarah kennt Lisa schon aus DDR-Zeiten. Sie arbeiteten zehn Jahre an der gleichen Schule, standen aber politisch an verschiedenen Ufern. Lisa war Parteisekretärin und Sarah hatte mit der Partei nichts im Sinn. Hilfsbereit war die Freundin schon damals. Trotzdem konnte sie kein volles Vertrauen zu ihr entwickeln, weil ihre politische Einstellung zur DDR mit der eigenen weit auseinander lag.

Als Sarah nach der Wende den Schuldienst quittierte und in den sozialen Bereich wechselte, verloren sich beide aus den Augen, weil sie einander nicht wirklich wichtig waren.

1995 trafen sie sich zufällig wieder.

Lisa unterrichtete noch immer und engagierte sich außerdem als Abgeordnete im Stadtparlament, unter anderem im Sozialausschuss. Und Sarah bemühte sich, nach ihrem Zusammenbruch wieder Boden unter die Füße zu bekommen. Sie war also ziemlich angeschlagen, als sie Lisa bei einer Beratung über einen ihrer Vereine begegnete. Beide waren freundlich zueinander, aber mehr nicht. Lisas Engagement für sozial Schwache freute Sarah. Deshalb suchte sie des Öfteren Kontakt zu ihr. Gelegentlich bat sie die Neuent-

deckte um Unterstützung für Projekte, die sie im Sozialen durchsetzen wollte. Lisa unterstützte sie leise und zielstrebig, wenn sie meinte, das Anliegen wäre wichtig.
Aus einer anfänglich lockeren Bindung wurde eine Freundschaft. Für Sarah ist Lisa wichtig geworden, egal ob es um Soziales, Politik oder Liebesdinge geht. Sie mögen sich, obwohl sie sehr unterschiedlich sind und rein theoretisch nicht zusammenpassen.
Lisa ist eine gewissenhafte, zuverlässige Frau, die einmal begonnene Sachen durchzieht. Bei ihr läuft vieles nach Plan, da wird der Frisör, die Kosmetik genauso eingetaktet wie die Parteiversammlung. Sie macht um ihr Äußeres nicht viel Brimborium, während das für Sarah wichtig ist. Lisa feiert gern und besorgt und betuttelt immer irgendwelche Mitmenschen. Keiner verlässt hungrig ihren Tisch, wenn er nicht ausdrücklich darauf besteht. Es macht der Freundin Spaß, für andere da zu sein. Trotzdem kann sie auch ein richtiges Raubein und manchmal sogar maulig sein, aber eben nicht zu Sarah. Die macht einen flotten Spruch und schon muss Lisa lachen. Und dann ist aller Ärger verflogen. Diese Unterschiedlichkeit macht es vielleicht auch, warum sie sich so gut verstehen. Für Lisa ist Sarah „Donna Clara", aber damit hat sie keine Probleme.
Es vergeht kaum ein Tag, an dem sie nicht miteinander telefonieren. Die Freundin erkennt schon am ersten Satz, wie Sarah drauf ist, denn ihre Stimme ist ihr Barometer. Lisa hat einen großen Anteil daran, dass es ihr geglückt ist, aus ihrer Depression auszubrechen, weil sie immer, auch nachts, für sie da ist.
Auch der Paradiesvogel Jane, mit der sie sich vor allem wegen ihrer gemeinsamen Krankheit gefunden hat, gehört zu Sarahs Freundinnen. Je nach seelischer Lage telefonieren sie mal häufiger und dann wieder eine Ewigkeit nicht. Sie wissen nie, in welch einer Gemütslage sie sich gerade antreffen.
Jane ist am Telefon manchmal anstrengend, weil sie immer alles ganz genau wissen will, so bis ins kleinste Detail. Das

stört Sarah. Sie mag es nicht, gedrängelt zu werden, über etwas zu reden, wenn sie nicht will.

Schlangenlinien

Jane saß an ihrem Schreibtisch, spielte mit dem Stift und überlegte, ob sie Sarah einen Brief schreiben oder doch lieber mit ihr telefonieren sollte. Sie konnte sich nicht entschließen. Vielleicht sollte sie doch besser erst einmal ihre Gedanken ordnen.
Gestern hatte sie sich also mit Landgraf getroffen, weil er angerufen, sie zum Essen eingeladen hatte und es sich günstig traf, da Karl verreist war. Trotzdem, sie hätte nicht annehmen dürfen, sie kannte ihn doch! Aber sie hatte wieder einmal Schmetterlinge im Bauch spüren wollen. Dabei war sie nicht einmal sicher, ob es welche geben würde.
Wie immer vor einer Verabredung mit Gregor Landgraf zog sie sich mit einer Sorgfalt an, die geradezu lächerlich war, wenn sie an ihre zig Kräche und Entschlüsse dachte, ihn nie mehr sehen zu wollen. Gerade, als sie ihr Make up in Angriff nahm, klingelte das Telefon und Gregor wollte wissen, ob sie sich auch wirklich auf ihn freue? Und sie hatte „Ja" gesagt.
Als er mit seinem Auto vorm Haus stand, beeilte sie sich herunterzukommen und einzusteigen. Die Nachbarn sollten sie nicht mit diesem Mann sehen. Früher hatte sie es genossen, sich mit ihm zu zeigen.
Er fuhr mit ihr zum Jägertor. In die Gaststätte, in der sie vor Jahren aufregende Stunden verlebt hatten. Beim Aussteigen küsste und umschlang er sie zärtlich und fragte, ob sie auch so froh sei wie er.
Wie in alten Zeiten bestellte er eine Tomatensuppe, die sie beide aus einem Teller löffeln würden und empfahl ihr, sich das Beste von der Speisekarte auszusuchen. Seine Aufmerksamkeit war umwerfend. Vor Jahren wäre Jane über so viel Zuwendung dahingeschmolzen.

Als das Essen serviert war, beschwor Gregor ihre gemeinsame Vergangenheit herauf, erinnerte an besonders schöne Stunden und fügte hinzu, dass er sie nicht vergessen könne. Seine Worte stimmten Jane weicher und sie fragte sich, warum sie noch immer keine Schmetterlinge spürte. Bei der Rückfahrt streichelte Gregor sie zärtlich und versprach, sie heute besonders liebevoll zu verwöhnen. Was konnte er meinen? Jane wusste, dass Zärtlichkeiten nicht zu seinen Stärken zählten.
Kaum hatten sie die Wohnungstür hinter sich geschlossen, umarmte und küsste er sie leidenschaftlich. Als er sich auszog, staunte Jane über seinen gebräunten und schlanken Körper. Eigenartig, früher hatte er sich wegen seiner teilweise unpigmentierten Haut nie in die Sonne gelegt. Außerdem war März, offenbar ging er sogar ins Solarium. Ihr blieb nicht viel Zeit zum Nachdenken, weil sie schon bald im Bett lagen.
Jane hoffte, Gregors Zauber zu erliegen und endlich wieder einmal einen Mann zu begehren. Dieses Gefühl verließ sie bei seinem Liebesspiel schlagartig. Er bearbeitete sie wie ein Rubbellos, so dass Jane sich nur noch wünschte, er möge endlich seinen Höhepunkt erreichen.
Als er erschöpft neben ihr lag, versuchte sie, die Situation zu verstehen. Wahrscheinlich hatte er lange mit keiner Frau mehr geschlafen und deshalb so wild an ihr herumhantiert. Während sie Musik hörten und Wein tranken, erholte sich Jane langsam von ihrer Enttäuschung. Sie musste mit ihm reden.
Da Ehrlichkeit nicht zu Gregors Stärken gehörte, wenn es um Frauen ging, formulierte sie ihre Fragen vorsichtig: „Kann es sein, dass du eine neue Freundin hast? Du gehst ins Solarium und legst auf einmal so einen großen Wert auf deine Figur. Auch im Bett erscheinst du mir anders. Sei ehrlich, bitte, sage mir was los ist.“ Jane schwieg und trank von ihrem Wein, während Gregor ihr versicherte, dass es nicht so wäre. Sie würde er nicht belügen, sie nicht!

Obwohl ihr Verhältnis lange vorbei war, freute sie sich, dass es keine andere für ihn gab. Seine Frau zählte nicht.
In Jane stieg ein warmes Gefühl auf und sie spürte den Wunsch, Gregor so zu verwöhnen, bis er zu seiner alten Form zurückfände. Sie umfasste ihn zärtlich, ging mit ihm zum Bett, streichelte und küsste seinen Körper, bis sie seine Erregung spürte.
Ihre Finger spazierten über seine Beine und glitten langsam nach oben bis in die Beuge, wo die Beine aufhören und der Körper anfängt. Mit ihren Augen tastete sie ihn liebevoll ab, bis sie zu einer Salzsäule erstarrte und neben ihn rutschte. „Nein", wollte sie schreien, brachte aber auch das nicht heraus. Gregor war an intimster Stelle tätowiert! Schlangenlinien! Dieser fünfzigjährige Mann hatte sich tätowieren lassen. Als Jane wieder Luft bekam, fragte sie Gregor, warum er ihr nicht die Wahrheit gesagt hatte.
Landgraf bemühte sich, sie abzulenken und forderte sie auf, sich das Kunstwerk doch einmal genauer anzusehen. Er fände, dass das wirklich toll aussähe.
Jane lehnte diese Art der Hautverstümmelung von jeher ab – für sie ein Zeichen von Primitivität. Am Liebsten hätte sie ihm eine heruntergehauen, aber dazu fehlte ihr der Mut. Es war sein Ding, wenn er eine neue Freundin hatte. Schließlich waren sie lange genug getrennt. Aber sein Getue von Ehrlichkeit kränkte sie aufs Tiefste. Und dass sie darauf reingefallen war, machte sie wütend auf sich selbst. Mein Gott, war sie eine blöde Kuh!
Gern hätte sie ihn angeschrieen, aber das fiel aus, weil ihr das bei diesem Choleriker schlecht bekommen wäre. Jane erstarrte, bis ihr die Tränen im Hals hochstiegen und zu einem dicken, fetten Kloß wuchsen.
Bloß nicht weinen! Keine Schwäche! Sie schluckte, würgte und verlor den Kampf gegen die Tränen.
Unter Schluchzen stammelte sie: „Ich habe dich gefragt, ob du eine neue Freundin hast, habe gestaunt, welchen Wert du plötzlich auf deine Figur legst und dich gebeten, mir die

Wahrheit zu sagen.“ Sie konnte nicht weiter, weil ihr Körper durchgeschüttelt wurde. „Und du, was machst du? Du lügst nicht nur ein bisschen, sondern auch noch besonders dreist. Ich höre sie noch, deine Worte: ‚Dich lüge ich nicht an, dich nicht.‘ Und ich habe dir geglaubt, weil ich es normal fand, dass ein Mensch nicht alle belügen kann.“ Immer wieder durch dieses verdammte Schluchzen unterbrochen, hatte Jane die Sätze herausgewürgt. Mit letzter Anstrengung fügte sie hinzu: „Was bildest du dir eigentlich ein?“

Hilflos hatte Gregor zugehört, bis er sie verärgert aufforderte, endlich aufzuhören. Sie würde noch so lange machen, bis er ein schlechtes Gewissen bekäme.

Schließlich erfuhr sie, dass Gregor ein Verhältnis mit einem jungen, ihm unterstellten Mädchen eingegangen war.

Auf ihren entsetzten Blick sagte er nur: „Nun hab dich doch nicht so.“, um wütend hinzuzufügen: „Was hast du eigentlich von mir erwartet?“ – „Nichts!“

Gregor erklärte, dass sie superempfindlich sei und alles gar nicht so schlimm wäre. „Du hast doch gesagt, dass du mich nicht mehr liebst.“, brachte er schließlich zu seiner Rechtfertigung hervor. Als seine Versuche fehlschlugen, sie für das Liebesspiel zurückzugewinnen, ging er los. Nicht ohne vorher zu sagen, dass er wieder anrufen würde.

Jane blieb wie tot liegen. An Schlafen war nicht zu denken, bis sie eine Beruhigungstablette nahm.

Als sie erwachte, sah der neue Morgen genauso grau aus wie der vorangegangene Abend. Sie beschloss, nicht bei Sarah anzurufen und statt dessen lieber eine Auszeit bei ihrer Tochter zu nehmen. Unmöglich konnte sie im Atelier bleiben und sich mit Fotografien beschäftigen. Na, und malen, oder mit Karl Gespräche führen, fiel ganz aus.

Sie würde Claudia im Haushalt helfen und sich um ihren Enkel kümmern. Nach dem Anruf bei der Tochter, packte Jane ihre Sachen, schrieb noch einen Zettel für Karl und teilte ihm mit, dass sie dringend einen Luftwechsel bräuchte. Danach verließ sie fluchtartig ihr Haus.

Schon auf der Autobahn, saß ihr das Entsetzen noch immer im Nacken. Sie fuhr unkonzentriert und hatte häufig das Gefühl, die Pfeiler würden auf sie zurasen.
Bei ihrer Tochter agierte Jane hinter einem Schleier. Sie machte Arbeiten, die erledigt sein mussten und spielte mit dem kleinen Daniel. Ihre Gedanken kreisten dabei immer wieder um ihre Niederlage.
Drei Tage blieb Jane bei Claudia, bis sie nach Hause zurückfuhr. Kaum in ihrem Zimmer, sah sie auf den Anrufbeantworter. Er blinkte. Sie hörte ihn ab. Eine lachende Stimme fragte: „Na du, noch immer am Boden zerstört?"
Nun wählte Jane doch Sarahs Nummer, um sich alles von der Seele zu reden. Die hörte geduldig zu und bemühte sich, die Freundin zu trösten. Fast zum Schluss spielte Jane ihr noch den Spruch vom Anrufbeantworter vor. „Sei doch froh, dass du ihn los bist.", war alles, was Sarah einfiel.

Als Jane aufgelegt hatte, goss sie sich einen Weinbrand ein und setzte sich ans Fenster. Die Sonne schien. Für einen Moment glaubte sie, die Enttäuschung überwunden zu haben. Ihr gutes Gefühl dauerte nur kurz und schon überrollten sie erneut finstere Gedanken. In ihrer Verzweiflung fragte sie sich, wie es sein kann, dass wir einen Menschen, der für uns den Mittelpunkt der Welt darstellte, aus tiefster Seele hassen können? Warum kommt uns ein so übermächtiges, schönes Gefühl plötzlich abhanden?
Von wegen plötzlich! Tausend Tode war sie mit diesem Mann gestorben. Immer wieder hatte sie geglaubt, mit ihm und nur mit ihm glücklich sein zu können. Obwohl jede Streiterei, jede seelische Entgleisung, einen kleinen Tod für sie bedeutet hatte.
Zuerst hatte sie geglaubt, einzigartig für ihn zu sein, so wie er für sie, und sich der Illusion hingegeben, dass ihre Liebe über ihre unterschiedlichen Anschauungen hinweghelfen würde.
Immer wieder hatte sie Gregors Handeln in ihrem Interesse

interpretiert, um sich nicht verachten zu müssen. Diese trüben Gedanken zogen Jane tief nach unten, ließen ihren Körper bleiern und schwer werden. Sie flehte zu Gott: „Nein, bitte nicht, lass mich nicht wieder abrutschen.“ Es half nichts. Sie spürte, wie ihr der Boden unter den Füßen weggezogen wurde, ging zum Medizinschrank und nahm einen Stimmungsaufheller. Am Morgen hatte sie schon einen genommen. Aber vielleicht könnte sie das Unglück durch einen Zweiten noch aufhalten? Warum nur hatte sie sich mit Landgraf getroffen?
Obwohl es Jane schwer fiel, stand sie noch einmal auf und zog das Telefon heraus. Keiner sollte sie erreichen. Sie wollte allein sein, ganz allein und hoffte, dass nach einer ausgiebigen Pause diese erdrückende Stimmung vorbeiginge.
Jane hörte, wie die Wohnungstür aufgeschlossen wurde und Karl nach Hause kam. Sie war ganz still, er sollte sie so nicht finden. Vergebens, er sah in ihr Zimmer. „Na du,“ sagte er und streichelte ihr über den Kopf. „Hattest du einen schönen Tag?“ Sie versuchte zu nicken, fing aber plötzlich bitterlich zu weinen an.
„Was ist denn los? Hattest du Ärger, Mädchen?“ Ihr Mann stellte weitere Fragen, ohne eine Antwort von Jane zu bekommen. Statt dessen schluchzte sie, als wollte sie nie mehr aufhören. Karl verstand das alles nicht.
Als er auf ihr tieftrauriges Gesicht sah, überkam ihn eine schlimme Ahnung. „Kann es sein, dass du diesen Landgraf wiedergesehen hast?“ „Ja“ Karl stöhnte auf. Er wusste, dass er seiner Frau kein sexueller Partner mehr sein konnte. Er gönnte ihr auch einen anderen Mann, wenn sie nur bei ihm bliebe. Aber dieser Kerl durfte es nicht sein. Der hatte nur Unglück über seine Frau und die Familie gebracht. Hilflos sah er Jane an, bis sie ihn bat: „Lass mich allein, Karl. Wir haben heute eine Einladung zu Wagners. Gehe hin und entschuldige mich wegen Kopfschmerzen. Du kannst mir nicht helfen. Über meine Dussligkeit muss ich allein hinwegkommen.“

Er streichelte sie: „Du hast doch mich und weißt, wie lieb ich dich habe. Halte dich an mir fest. Bitte, Jane, lass dich nicht wieder fallen. Ich stehe das nicht noch einmal durch."
Leise verließ er ihr Zimmer. Karl wusste, dass dieser Tag gelaufen war und beschloss, die Einladung anzunehmen.
Als er gegangen war, sah Jane müde und hoffnungslos auf die Tür, durch die er gegangen war.
Sie holte die Flasche mit dem Weinbrand, trank ein Glas und ein zweites. Danach ging sie schon leicht taumelig ins Bad, um sich Schlaftabletten und ein Glas Wasser zu holen. Sie wollte Ruhe haben, einfach Ruhe. Nicht für immer, aber am besten für ein paar Tage. Wenn sie aufwachen würde, müsste alles vorbei sein.

Nach dem Telefonat mit Jane hatte Sarah ein blödes Gefühl. Sie hätte nicht einmal genau sagen können warum. Sie musste noch einmal bei ihr anrufen und ihr Mut machen. Als nach dem üblichen Klingeln der Anrufbeantworter nicht ansprang, wusste sie, dass die Freundin das Telefon abgestellt hatte. Das war immer ihr letzter Ausweg – nichts sehen und nichts hören.
Na, das kannte sie von sich selbst zur Genüge. Sarah überlegte, ob sie sich gleich ins Auto schwingen oder es zu einem späteren Zeitpunkt noch einmal versuchen sollte. Sie entschied sich für später. Um siebzehn Uhr versuchte sie ein letztes Mal, die Freundin telefonisch zu erreichen. Als sie wieder nicht abnahm, rief Sarah ihren Mann an und teilte ihm mit, dass sie zu Jane fahren würde.
Während ihrer Fahrt kreisten ihre Gedanken immer wieder um Depressionen, denen man ständig trotzen musste, weil es keine endgültige Heilung gibt.
Endlich hatte sie Janes Haus erreicht und klingelte. Nach einer Weile öffnete der aschfahle Karl die Tür. Sarahs Herz rutschte in die Hosentasche: „Ist Jane zu Hause?"
„Komm rein und sieh sie dir an.", brachte er mit heiserer Stimme heraus. Sie gingen in das Zimmer der Freundin. Die

lag wie tot auf dem Bett, atmete aber. „Mein Gott", entfuhr es ihr, „hattest du schon einen Arzt da?" Karl sah bitter auf Sarah: „Nein, als ich die Tabletten sah und feststellte, dass sie noch atmet, habe ich es unterlassen." Sie wagte nicht, Karl Vorwürfe zu machen, weil er genug Aufregung mit seiner Frau hinter sich hatte. Schweigend standen beide da, bis Sarah die bleiche, leblose Freundin streichelte, Karl in die Arme nahm und losging. Hatte sie sich drinnen noch zusammenzureißen können, wurde ihr draußen hundeelend und sie übergab sich.

Nach einigen Wochen rappelte sich Jane wieder auf, schrieb pausenlos Gedichte, hielt die für gut und schickte sie Sarah. Außerdem malte sie Bilder im Rekord, um sich abzureagieren. Später tat sie sich mit einem Bekannten aus ihrer Jugendzeit zusammen. Er war nicht so stürmisch, nicht so verrückt, aber zuverlässig. „Weißt du," gestand sie Sarah, „Lothar sieht nicht besonders gut aus, ist sogar ziemlich dick, aber eine Seele von Mensch, intelligent und unglaublich zärtlich."

Jane änderte ihre Lebenseinstellung und konzentrierte sich auf das, was ihr Spaß machte. Sie hungerte nicht mehr, um nur ja schlank zu bleiben, sondern aß, wenn es ihr schmeckte und nahm zu. Dann nahm sie eben zu!

Wegen eines Mannes würde sie sich nicht mehr verrenken. Entweder liebte man sie so, wie sie war, oder man ließ es bleiben. Jane wurde ausgeglichener.

Trotzdem hinderte sie das nicht, manchmal wieder niedergedrückt zu sein. Dann war sie froh, dass es Antidepressiva gab.

Während sich Sarah mit der Freundin befasst, über sie schreibt, denkt sie daran, dass sie keinen Menschen kennt, der unter schweren Depressionen litt und nicht das Risiko eines Rückfalls in sich trug. Sie hofft zwar auch, nie mehr so tief zu fallen wie 1994, weiß aber, dass sie schon etliche Rückfälle verkraften musste.

Wenn die Stimme versagt

Im Jahr 1999 gesellte sich bei Sarah ein neuer Mahner, eine weitere Missfallensbekundung ihrer Nerven hinzu.
Auslöser war eine Jugendhilfeausschuss-Sitzung, in der es um den Aufmarsch von Rechten in ihrer Stadt anlässlich des Hitlergeburtstages ging. Wie es aussah, stand dieses Spektakel kurz vor seiner Genehmigung. Die Mitglieder des Ausschusses suchten nach Möglichkeiten, der Veranstaltung auf vernünftige Art zu begegnen. Das war deshalb so kompliziert, weil linke Kräfte bereits eine Gegendemonstration planten und dadurch gewaltsame Auseinandersetzungen geradezu in der Luft lagen. Das Abwägen, was man tun könne und was nicht, wie viel Polizei man benötige und wo die Züge entlang gehen sollten, um nicht aufeinander zu stoßen, brachte Sarah langsam aber sicher in Rage. Wieso wurde dieser Mist nicht einfach verboten?
Getreu dem Motto „Wehret den Anfängen" schlug sie also vor, einen Brief an die genehmigungsberechtigte Behörde, mit der Bitte auf Verbot, zu schicken. Sarah verpflichtete sich, das Schreiben zu entwerfen und den Jugendhilfeausschussmitgliedern zur Änderung oder Bestätigung vorzulegen. Sie glaubte, damit die gangbarste Lösung gefunden zu haben. Einige Mitglieder fanden ihren Vorschlag in Ordnung und wollten ihn mittragen.
Bis ein Kinderarzt, auch Mitglied im Ausschuss, fragte: „Sagen Sie, Frau Lander, was haben Sie eigentlich für ein Demokratieverständnis?" Sarah rang nach Luft. Das konnte er nicht im Ernst meinen: lieber ein paar eingeschlagene Köpfe hinzunehmen, als der Demonstration ein klares „Nein" zu erteilen, um die Demokratie zu wahren, wie er meinte. Außerdem hatte das für sie nichts mit Demokratie zu tun.
Als sie antworten wollte, brachte sie nur mit Mühe ein paar heisere, gekrächzte Sätze heraus. Ihre Stimme gehorchte ihr nicht mehr. Sie wollte nur noch nach Hause.
Mein Gott, wo waren sie hingekommen?

Seit diesem Tag brannte nicht nur ihre Haut, sondern versagte auch ihre Stimme, wenn ihr etwas nicht gefiel. Das wuchs sich in einem solchen Maße aus, dass ihr Mann so manches Mal schon am Frühstückstisch verstört fragte: „Hast du dich über irgend etwas geärgert?“, wenn sie wieder einmal heiser herumkrächzte. Oft war ihr der Auslöser selbst nicht bewusst. Sarah fand es lächerlich, wenn sie schlagartig – manchmal wegen einer Kleinigkeit – kaum noch sprechen konnte. Auslöser konnten Artikel aus der Zeitung, ein Gespräch oder sonst etwas sein, ihre Nerven ließen nichts durchgehen, was sie als belastend empfanden. Irgendwann lernte Sarah, auch mit dieser Störung zu leben und sie als Warnsignal zu akzeptieren.

Übrigens, den Brief mit der Bitte um ein Verbot der Demonstration schrieb sie dann doch. Er bekam allgemeine Zustimmung und wurde abgeschickt. Die Auflösung des beschriebenen Problems nahm sie nicht mehr wahr, weil sie kurz danach wieder mit schweren Depressionen zusammengebrochen war.

Ein Verein stirbt

Der Auslöser für Sarahs abermaligen Zusammenbruch war nicht der Ärger im Jugendhilfeausschuss, sondern ihre Machtlosigkeit, einem Verein zu helfen, für dessen Erhalt sie mindestens ein halbes Jahr mit aller Kraft gekämpft hatte. Es war ein ganz besonderer und in seinem Angebot einmaliger in der Bundesrepublik. Der Verein „Soteria“ setzte eine neue, weniger medikamentöse Methode der Behandlung von jungen Schizophrenen um, die in der Schweiz und den USA bereits mit Erfolg praktiziert wurde. In psychiatrischen Kliniken gab es diese Behandlungsform nicht.

Es waren gerade erst zwei oder drei Jahre vergangen, seit „Soteria“ mit großem Bahnhof die Einweihung seiner Einrichtung im Beisein der Ministerin Regine Hildebrandt feierte. In der Zwischenzeit waren die Gelder im Land Brandenburg knapp geworden, so dass das Ministerium keine Möglichkeit der weiteren Finanzierung für „Soteria“ mehr sah. Andere, sich wichtig gebendere Projekte, bekamen den Vorrang.

Sarah versuchte mit allen Mitteln, eine Weiterführung zu erreichen. Sie hatte mit der Ministerin gesprochen, Landespolitiker für das Anliegen interessiert und den Mitarbeitern des Vereins Mut gemacht. Sie wollte nicht akzeptieren, dass ein Projekt des Landes, in das ein paar Millionen geflossen waren und das erfolgreich arbeitete, sterben sollte.

Regine Hildebrand versprach, alle Möglichkeiten der Unterstützung zu prüfen und machte Sarah Mut. Vom Verein musste ein Handlungskonzept mit Sparmaßnahmen für das Ministerium erarbeitet werden.

Ein halbes Jahr Arbeit, Angst und Hoffnung lagen bereits hinter ihnen, als endlich – im April 1999 – die Entscheidung fallen sollte. Aufgeregt wartete Sarah auf das Ergebnis. Als Maren ihr sagte, dass der Staatssekretär am Telefon sei, atmete sie erleichtert auf. Bis er ihr mitteilte, dass es leider keine weiteren Finanzierungsmöglichkeiten für die Arbeit von „Soteria“ geben werde.

Als der Mann aufgelegt hatte, hielt Sarah den Telefonhörer weiter in der Hand, bis ihr schlecht wurde. Sie schaffte es gerade noch, sich hinzulegen.

Kurz nach dem sie wieder in der Lage war aufzustehen, fuhr sie zu ihrem Hausarzt. Der stellte akute Herzrhythmusstörungen fest und wies sie sofort in ein Krankenhaus ein. Es dauerte nicht lange, bis sich zu den Herzbeschwerden auch wieder Depressionen einstellten.

Sarah war am Ende und fragte sich, was all ihre Mühe überhaupt für einen Wert hatte, wenn alles – so mir nichts dir nichts – mit einem Federstrich beseitigt werden konnte. Ihr Konsum an Schlaftabletten stieg sprunghaft an. Wenn sie sich trotzdem nachts schlaflos im Bett herumwälzte, betäubte sie sich mit Alkohol, weil sie nichts mehr fühlen wollte.

Trotz Sarahs Vorsätze, keine Ungerechtigkeiten mehr an sich heranzulassen, gelang ihr das nicht. Und so war sie im Juli 1999 noch immer krank.

Durch einen Zufall las sie in der Zeitung, dass eine Bekannte von ihr, eine Arztgattin aus Westberlin, ein Buch über ihre kleine Stadt geschrieben hatte. Sarah war neugierig und besorgte sich das Buch. Sie las nur einige Seiten davon, weil sie sich schon kurz nach Beginn der Lektüre sicher war, dass die Autorin an der Realität vorbeigeschrieben hatte. Fast alle Bürger der Oderstadt wurden als geistig etwas unterbemittelt dargestellt. Dieses Buch ließ Sarah ungeahnte Kräfte wachsen. Sie beschloss, selbst eins zu schreiben, um die Verleumdungen zu korrigieren.

Sarahs Buch[1] erschien im März 2000 (als sie gerade zu ihrer zweiten Kur wegen der Depressionen in Bad Herzfeld war) und beschäftigte sich mit der Umbruchzeit nach der Vereinigung.
Die meisten Medien verschwiegen es. Ihr wurde nicht die Unterstützung zuteil wie der „westdeutschen Arztgattin", die so unter den „Ossis" gelitten hatte. Sarah steckte diese Ungleichbehandlung entgegen ihrer sonstigen Verletzlichkeit verhältnismäßig locker weg.
Was hatte sie denn erwartet? Zumal sie in ihrem Buch vieles kritisch hinterfragt hatte, was für sie und ihr Umfeld bei der Vereinigung nicht gut gelaufen war. Sie hatte versucht, den Ursachen etlicher Missstände auf den Grund zu gehen.
Der Dank für ihre Mühe waren die Leser und Zuhörer bei Lesungen und Diskussionen. Selbst heute, nach vier Jahren, passiert es Sarah, dass Menschen ihr eine besondere Sympathie bekunden, weil sie ihnen mit ihrem Buch aus dem Herzen gesprochen hat.
Im August 2000 war Sarah bereits 15 Monate krankgeschrie-

---

[1] Brennen auf meiner Haut – Zehn Jahre in der „Neuen Welt"

ben. Plötzlich erhielt sie eine Aufforderung, sich wegen ihrer langen Krankschreibung beim Ärztlichen Dienst vorzustellen. Was sollte denn das?
Entsetzt suchte Sarah ihre Nervenärztin auf, um mit ihr über die Vorladung zu sprechen. Die teilte ihr mit, dass sie erfolglos versucht habe, den Termin von ihr abzuwenden. Gleichzeitig bemühte sich die Ärztin, ihr Mut zu machen und nicht darüber zu resignieren.
Die Depressive war über diese Aufforderung verbittert. Ihr ging es häufig schlecht, und sie war kaum belastbar. Vor Entsetzen über die Vorladung ging es ihr sogar noch schlechter.

Sarah wusste ja, dass es Zeitgenossen gab, die diese schwere Krankheit als Alibi für sich missbrauchten, sie als Vorwand für eine Rente oder Krankschreibung nutzten. Zwei dieser „Kranken“ gaben ihr sogar Ratschläge, wie sie sich beim Ärztlichen Dienst verhalten müsse, um nicht gesund zu erscheinen. Auf keinen Fall sollte sie sich schminken und sich außerdem bemühen, einen leidenden Eindruck zu machen. Sarah war empört. Sie war krank und hatte es nicht nötig, den anderen etwas vorzuspielen. Deshalb ging sie zur Untersuchung wie gewohnt, geschminkt und chic angezogen. Trotzdem hatte sie Herzklopfen, als sie das Zimmer des Nervenarztes betrat. Der hatte sich gründlich auf den Termin vorbereitet. Ihr Buch lag auf seinem Tisch und einige Zeitungsartikel über sie. Sarah konnte sich ein Lächeln nicht verkneifen, weil sie seine Gedanken durchschaute.
„Ich muss schon sagen, Frau Lander, Sie haben da ein Buch mit einem höchst romanhaften Titel geschrieben“, eröffnete er das Gespräch. Sarah entgegnete ihm, dass das Brennen auf ihrer Haut alles andere als romanhaft, sondern eine höchst unangenehme Begleiterscheinung ihrer Krankheit sei. Er sah sie ungläubig an und kam darauf zu sprechen, dass die Zeitung durchaus positiv über ihr Buch und ihre Lesung berichtet habe und es ihr so schlecht wohl nicht gehen könne. Der Arzt brachte Sarah in einen Erklärungsnotstand.

Bevor sie richtig sauer wurde, besann sie sich. Woher sollte dieser Mann wissen, dass es ihr wirklich schlecht ging, und sie kein Simulant war? Die Depressive erklärte ihm, dass sie es primitiv gefunden hätte, auf leidend zu machen. Sie setze alles daran, nach außen hin gesund zu wirken, um nicht immer gefragt zu werden, wie es ihr ginge. Dann sprach sie von ihren Stimmstörungen, unter denen sie litt, wenn sie ohnmächtig war, eine Situation zu lösen. Mitten in der Erklärung versagte ihre Stimme und außerdem wurde ihr auch noch schwindlig.
Als der Arzt sie so blass und tonlos vor sich sitzen sah, war er erschrocken. Damit hatte er nicht gerechnet. Er überwand seine anfängliche Voreingenommenheit und stellte fest, dass es ihr offenbar schlechter ging, als er vermutet hatte. Der Arzt versicherte, ihr helfen zu wollen und hätte sie am liebsten sofort zur Kur geschickt. Das fiel aus, weil die letzte kein halbes Jahr zurücklag.

Prüfungen

Wieso klingelt das Telefon gerade jetzt beim Schreiben? Sarah überlegt, dass sie es bei der Arbeit doch herausziehen sollte, während sie den Hörer abnimmt.
Ein Freund ist dran und teilt ihr mit, dass er ihr gerade eine Mail geschickt hat. Na gut, sie wird nachsehen. Ach, da ist ja noch eine – von einem Journalisten. Sarah mag diesen hübschen Kerl, der eine so tolle Sprache hat.

Unterbrechung hin oder her, die muss sie auch noch rasch lesen.

„4. März 2003, 13:58 – Der Frankfurter Schriftsteller
Hans Joachim Nauschütz ist tot."

Loslassen war seine Sache nicht...

Sarah liest nicht weiter. Seit Wochen hatte sie damit gerechnet. Und nun ist es eingetroffen.
Sie steht auf und geht zum Telefon. Ruft sie nun zuerst ihren Mann oder seine Frau an. Sie zittert vor Aufregung und entscheidet sich für Monika. Als seine Frau ihr die letzten Stunden von Achim schildert, hört sie ganz ruhig zu. Sie weiß, es ist eine gefährliche Ruhe. Als sie den Hörer aufgelegt hat, kommen ihr die Tränen. Sie greift wieder zum Telefon: „Komm bitte nach Hause, Jürgen, Nauschütz ist tot." Er verspricht, gleich da zu sein.
Sarah gießt sich einen Weinbrand ein und denkt an Achim. An den Mann, der nicht sterben und nicht klein beigeben wollte. Er wollte leben und schreiben! Unter anderem wollte er sie auch wieder als Lektor begleiten.
Sie denkt an ihren letzten Besuch bei ihm zu Hause – am 3. Februar. Seine Frau und sie hatten sich bemüht, ihn zum Lachen zu bringen. Und sein verrückter Dackel Paule war immer dazwischen herum gesprungen. Obwohl Achim an dem Tag sehr schwach war, glaubte er, den Krebs besiegen zu können. Er machte Pläne, wollte im Frühjahr nach Paris. Monika und Sarah waren bereit, ihm zu glauben und baten ihn, für die Genesung doch lieber an einen ruhigeren Ort, zum Beispiel an die See, zu fahren. Achim blieb dabei, weil er Freunde in Frankreich hatte, die ihm helfen würden. Nun gut, er musste wissen, was er tat. Der Kranke gab sich im Gespräch seinen Wünschen und Träumen hin: „Du wirst es sehen, Sarah, am ersten Mai verkaufen wir wieder gemeinsam unsere Bücher auf dem Basar."
Sarah glaubte nicht daran, aber vielleicht konnte er mit seinem Willen Berge versetzen. Nun weiß sie, dass er es nicht konnte.
Sie überlegt, was sie dem Schriftsteller auf den Grabstein schreiben würde:

Hans Joachim Nauschütz
Idealist, Streiter für Gerechtigkeit und Altlast
Gekämpft bis zum Schluss
Gestorben an Krebs
Erstickt an Depressionen

Hans Joachim Nauschütz

Im Oktober 1999 lernte Sarah den Schriftsteller Hans Joachim Nauschütz kennen. Ihr Mann hatte ihn angeschleppt und gesagt, dass er bereit wäre, ihr erstes Buch als Lektor zu begleiten. Sie wusste nicht so recht, ob sie sich darüber freuen sollte. Für Sarah war dieser Schriftsteller nicht fassbar, irgendwie abgehoben. Ob es ihnen gelingen würde, eine gemeinsame Sprache zu finden?

Am Telefon vereinbarten sie ihr erstes Treffen. Sarah erzählte ihm, dass sie ein Buch geschrieben hätte und sich freuen würde, wenn er es sich einmal ansehen könnte. Als Nauschütz so nebenbei bemerkte, dass man gewöhnlich mit einer Geschichte und nicht mit einem Buch anfange, war sie eigentlich schon bedient. Sie sprach mit ihrem Mann über ihre Bedenken. Aber Jürgen riet ihr, nicht so voreingenommen zu sein, und es doch wenigsten einmal zu versuchen. Und dann kam Hans Joachim Nauschütz in ihre Wohnung in die Wunschstraße. Er setzte sich gemütlich zurecht, fragte, ob er rauchen dürfe und zündete seine Pfeife an.

Sarah las aus ihrem Buch vor. Der Schriftsteller hörte aufmerksam zu und war überhaupt nicht arrogant, sondern flocht behutsam mal hier und da eine Überlegung ein. Es machte Sarah Spaß. Das war zu der Zeit besonders wichtig für sie, weil sie mit ihrer depressiven Grundhaltung eine vernichtende Kritik nicht ertragen hätte.

Nach ihrem ersten Treffen kamen sie entweder vierzehntägig oder, wenn es drängte, auch öfter zusammen. Sarah erinnerte sich, wie er einmal sagte: „Donnerwetter, Sie haben in jeder zweiten Seite eine Bombe versteckt." Wenn er ihr empfahl, etwas zu ändern, machte sie es meistens ohne Widerspruch, weil sie spürte, dass er sie bei ihrer Arbeit begleitete und nicht schurigelte. Bei einer Wortschöpfung kamen sie allerdings nicht überein. In ihrem Buch hieß es: „Das stieß bei ihr auf glückliche Ohren." Als der Schriftsteller erklärte, dass es solche Ohren nicht gäbe, entgegnete Sarah:

„Bei mir schon." Beide mussten lachen. Schließlich war es ihr Buch, und wenn sie meinte, ...
Während der gemeinsamen Arbeit kamen sie sich auch menschlich näher. Sarah konnte nicht übersehen, dass der Schriftsteller des Öfteren nur mit großer Anstrengung arbeitete, weil er voller Probleme war.
Sie hatte eine Antenne für Menschen entwickelt, die dicht an einer Depression entlang hangelten. Obwohl sie seine Nöte spürte, wollte sie sich nicht aufdrängen.
Beide hatten vielleicht das vierte Mal zusammengesessen, als Achim Nauschütz sein Schweigen brach und zum ersten Mal mit ihr über seine Vergangenheit sprach.
Obwohl er wusste, dass sie politisch von anderen Ufern kamen, war er zu Sarah offen, weil er in ihrem Buch das Bemühen spürte, das Hier und Heute richtig einzuordnen. Das wollte er auch, aber ihm fiel es wesentlich schwerer. Seine Welt war zusammengebrochen. Menschliche Werte schienen ihm verloren zu sein. Das wollte Achim Nauschütz nicht hinnehmen und kämpfte deshalb mit allen ihm zur Verfügung stehenden Mitteln, seine Ideen umzusetzen. Er setzte sich für länderübergreifende Projekte wie das deutsch-polnische Literaturbüro ein, bemühte sich – wie zu DDR-Zeiten auch – , jungen Autoren eine Bühne zu schaffen und schrieb auch selbst weiter. Wo er meinte, seine Hilfe wird gebraucht, griff er zu. Schon allein an diesen Aufgaben hatte er genug zu tragen. Zusätzlich aber schleppte er auch noch einen großen Sack unbewältigter DDR-Geschichte mit sich herum. Er litt darunter, dass ihn einige Menschen anprangerten.
Ja, er hatte mit allen ihm zur Verfügung stehenden Mitteln an der Verwirklichung des Sozialismus gearbeitet. Er hatte ihn gewollt. Deshalb war er sich zu DDR-Zeiten auch sicher, mit seiner Nebentätigkeit für die Stasi auf der richtigen Seite zu stehen. Nur manchmal wusste er schon damals nicht weiter und fragte sich, ob das „Wie" richtig war.
Und wenn er meinte, der Weg sei falsch, widersetzte er sich

auch Anordnungen von oben. Aber das Ziel war richtig, da war sich Nauschütz sicher! Deshalb trug er auch die blauen Flecke, die ihm die Führung verpasste, mit Würde.
Zu DDR-Zeiten voll akzeptiert, waren seine Ideen nicht mehr gefragt. Jedenfalls nicht öffentlich. Er sollte sich anpassen und einordnen. Genau das wollte er nicht. Er wollte mit entscheiden und an der Verbesserung der Welt teilhaben. Weil er nicht klein beigab, machte er sich Feinde, auch mächtige. Und die ließen ihn auflaufen. Was nützten ihm seine Worte, wenn sie nicht gedruckt wurden?
Der Schriftsteller Achim Nauschütz tauchte aus seinen Gedanken auf, sah hoch, zog an seiner Pfeife und wusste, dass er weder mit der Gegenwart klarkam, noch mit der Aufarbeitung seiner Vergangenheit zu Ende war. Und während er eine Pause machte, stellte Sarah eigene Überlegungen an.[2] Sie war so in ihre Gedanken und die Geschichte ihres Lektors versunken, dass sie benommen hoch sah, als er sich verabschiedete.

---

[2] Es war schon eigenartig. Zu DDR-Zeiten hätte keiner dieser Leute mit ihr gesprochen, jedenfalls nicht mit der Absicht, sie einzuweihen und mit ihr nach Lösungen zu suchen. Jetzt war dieser Schriftsteller bereits der Vierte, der ihr Einblick in seine Erlebnisse, Empfindungen und seine Tätigkeit bei der Stasi gewährte.
Wenn auch nicht gerade im Falle Nauschütz, hatte Sarah von der Raffinesse dieses Riesenapparates „Stasi" erfahren. Sie hatte von den Methoden gehört, mit denen treugläubige Genossen auf das Ziel, den Sieg des Sozialismus, eingeschworen wurden. Das waren dann auch die, für die es eine Ehre war, ihre Arbeit in den „Dienst der guten Sache" zu stellen, für ein „Appel und ein Ei". Irgendwie staunte Sarah über sich, dass in ihr Mitgefühl für diese enttäuschten Menschen erwachte. Obwohl die Stasi für sie das Letzte gewesen war, musste sie zur Kenntnis nehmen, dass der Apparat nicht nur aus „Armleuchtern" bestanden hatte.
Bei den Erzählungen der verschiedenen Männer wurde ihr aber auch klar, dass manche von ihnen Dinge getan hatten, die sie gern ungeschehen machen würden, weil ihnen ihr Gewissen auf der Seele kniete. Die mit ihr gesprochen hatten, haben sich geschworen: Nie wieder ohne „Wenn und Aber" einem Ideal nachzujagen.
Aber ihre zerrissene Seele begleitet sie. Die lässt sich nichts schönreden und vormachen.

Bei späteren Treffen ging es wie von selbst. Der Schriftsteller war froh, nach getaner Arbeit mit ihr über die Vergangenheit und erlittene Demütigungen sprechen zu können.
Sarah erkannte bald, dass sich Nauschütz etwas vormachte, wenn er sagte, er würde alles wieder in den Griff bekommen. Sie ermunterte ihn, einen Arzt aufzusuchen, weil sie sicher war, dass er unter Depressionen litt. Er wiegelte ab, so schlimm sei es nicht, wie sie vermute. Er wollte es nicht wahrhaben. Ein Mann hat so etwas nicht! Wenn er es auch nicht aussprach, fühlte Sarah, dass er so dachte.
Der Schriftsteller begleitete die Arbeit an ihrem Buch bis zum Schluss – für ein „Danke". Mehr wollte er nicht. Nauschütz half ihr leise und ohne Aufhebens, ihr Buch unter das Volk zu bringen. Er nahm sie zu Aktionen und Basaren mit. Ständig setzte sich dieser Mann neue Ziele.
Er wollte beweisen, dass er sich nicht unterkriegen ließ. Trotzdem blieben Sarah seine fortschreitenden Depressionen nicht verborgen.
Als Achim Nauschütz im Frühjahr 2001 Sarah bei ihrem zweiten Buch unterstützte, spürte sie als Betroffene, dass es höchste Zeit für ihn wurde, zum Arzt zu gehen. Seine Reaktion auf ihre Bitte wie zuvor: ‚Nein, es sei wirklich nicht so schlimm. Er würde sich schon wieder fangen.'
Weil Sarah diesen Mann in der Zwischenzeit schätzte und mochte, wollte sie das nicht hinnehmen. Schließlich kannte sie die Hölle der Depressionen. Achim Nauschütz wusste, dass sie Recht hatte. Trotzdem sträubte er sich beharrlich, einen Nervenarzt aufzusuchen. Statt dessen erklärte er mit Nachdruck, dass die Ursachen für seine Probleme im Hier und Heute lägen. Er sprach darüber, wie es ihn nerve, wenn er für das deutsch-polnische Literaturbüro Anträge über Anträge schreiben müsse, um die Weiterführung zu sichern. Das mache ihn fertig! Natürlich waren diese bürokratischen Hürden ätzend, genau wie für andere auch, aber trotzdem waren die nicht die Ursachen seiner Probleme, da war sich Sarah sicher. Vieles von dem, was ihn quälte, hing mit seiner

Vergangenheit zusammen. Er litt darunter, dass sich so manch einer seiner früheren Freunde von ihm abgewandt hatte, weil er für ihn nicht mehr wichtig war. Sarah schaffte es nicht, ihn zu bewegen, wegen der Depressionen endlich zu einem Arzt zu gehen. Typisch Mann! Er konnte seine seelische Niederlage nicht zugeben.

Am 5. Januar 2001 platzte dann die Bombe, die Achim Nauschütz den Rest gab.
Eine junge Journalistin hatte mit dem Schriftsteller ein längeres Interview geführt, bei dem er glaubte, es ginge vorrangig um sein gerade erschienenes Buch. Wochenlang hatte er vergeblich auf diesen Beitrag gewartet und schon gedacht, dass der wegen seiner politischen Vergangenheit gestrichen worden war. An besagtem Sonnabend entdeckte er beim Aufschlagen der Tageszeitung statt der erhofften Rezension einen fast einseitigen Beitrag über den Stasi-Miesling Achim Nauschütz. Für ihn brach eine Welt zusammen.
Am meisten belastete ihn, dass er seine Frau Monika nicht mehr schützen konnte. Er weinte fast, als er zu Sarah sagte: „Mein Gott, es geht ihr schon so schlecht. Ich kann sie auf keinen Fall mit diesem Artikel konfrontieren. Ich muss ihn verstecken."
Nach dem Zeitungsbeitrag klingelte sich das Telefon des Schriftstellers heiß, weil ihm seine Freunde und Sympathisanten versicherten, hinter ihm zu stehen. Aber das half ihm nicht. Achim Nauschütz` Machtlosigkeit, sich nicht wehren zu können, erstickte ihn fast. Spätestens seit dieser Zeit war er ein gezeichneter, kranker Mann. Seine Depressionen brachen sich Raum. Als erstes bekam er schwere Herzstörungen, die operiert wurden. Davon noch nicht genesen, stellte man auch noch Magen- und Leberkrebs bei ihm fest.
Er quälte sich etwa noch ein dreiviertel Jahr mit diesen zersetzenden Krankheiten herum, bis seine gebeutelte Seele und sein zerstörter Körper ihre Ruhe fanden.

Nun ist Sarah fast fertig mit ihrem Buch und unschlüssig, ob sie alle Stationen ihrer Krankheit, dieses ständige Auf und Ab, die jährliche Wiederkehr ihrer Zusammenbrüche beleuchten sollte oder sich damit begnügt zu sagen, dass es so war.
Trotzdem, etwas will sie noch hinzufügen.

Bis zum Spätsommer 2000 waren ihre Depressionen allgegenwärtig. Nie war Sarah davor gefeit, sich wieder mit Selbstmordgedanken herumzuschlagen, in ein tiefes Loch zu fallen oder im Bett zu bleiben und die Wohnung nicht mehr zu verlassen.
Häufig war es ihr unerträglich, fremden oder auch bekannten Menschen zu begegnen. Es war ein sehr kleiner Kreis, den sie zuließ, mit dem sie über ihre Gefühle sprach.

In ihrem Wesen ist sich Sarah wider besseres Wissen treu geblieben, weil sie ihre Einstellung zum Leben – sich für das einzusetzen, was sie für gut richtig empfindet – beibehalten hat.
Sie kann nicht auf Sparflamme kochen, auch wenn das gesünder wäre, sondern engagiert sich weiterhin richtig oder gar nicht.
Und so hatte sie trotz ihrer Depressionen noch einige besondere Erfolge. Dazu gehören die bereits erwähnten Wohlfahrtsbälle bis 1997 und die Rettung zweier vom Konkurs betroffenen Kindergärten vor der Schließung.

Sarahs neue Psychotabletten und die aktive Aufarbeitung ihrer Probleme und Schwachpunkte ließen sie zu einem verhältnismäßig normalen Leben finden, dass sie häufig sogar ausgesprochen genießen kann.

Oderstadt, den 21. April 2004

Endlich hätte Sarah allen Grund, mit sich und der Welt im Einklang zu sein, wenn sie nicht vor sechs Monaten erfahren hätte, dass ihr Blut krank ist. Morgen wird sie hören, ob sich der Verdacht auf Krebs erhärtet hat, ob es sich um eine Autoimmunkrankheit oder vielleicht eine Anomalie handelt. Sie hofft, dass der Befund nicht so schlimm wird. Sie will nicht krank sein!
Jahrelang wollte sie tot sein und wäre glücklich über jeden Vorwand gewesen, von dieser Welt abzutreten. Und jetzt, wo sie meist wieder Spaß am Leben hat, ist sie vielleicht unheilbar krank? Nein, das darf nicht sein!
Trotzdem hat Sarah Angst vor dieser Nacht und legt sich zur Beruhigung eine Symphonie von Beethoven auf – die PASTORALE. *Sie lässt sich von dieser Musik vom* „ERWACHEN AUF DEM LANDE“ *einfangen, wird hoffnungsvoll und entspannt. Sarah spürt es, sie weiß es:*

Sie will leben, und jetzt erst recht!

Meine Erklärung für folgende Begriffe

Depressionen: Ohnmacht oder absolute Hilflosigkeit eines Menschen, mit einem oder mehreren für ihn unlösbaren Problemen fertig zu werden. Das drückt den Betroffenen derart nieder, dass er nicht mehr in der Lage ist, sein Leben zu meistern. Selbst bis dahin bewältigte Probleme türmen sich vor dem Depressiven so hoch auf, dass er keinen Ausweg mehr sieht und nur noch tot sein möchte.

depressive Schlaflosigkeit: Das tiefe Grauen kann nur der verstehen, der es durchlitten hat. Diese vor Anspannung zitternde Müdigkeit, die sich zwar mit Schlaftabletten betäuben, aber nicht heilen lässt. Die in schweren Fällen über Jahre weder dem Geist noch dem Körper eine echte Entspannung bringt.

Enttäuschungen: Solange es uns gelingt, schwere Enttäuschungen in progressive Wut umzuwandeln und damit Kraft zu entwickeln, schaffen wir keine ungelösten Probleme in uns. Schlagen Enttäuschungen in Resignation um, werden sie zu ungelösten Problemen. Haben sich ungelöste Probleme in einem Menschen aufgehäuft und kommt dann noch die seelische Voraussetzung dazu, kann er in Depressionen fallen

Ursachen für Depressionen: Unvermögen, mit Situationen und Gegebenheiten fertig zu werden, die wir so, wie wir sie erleben, aus tiefstem Herzen verabscheuen; die uns immer wieder aufs neue strapazieren, weil wir nicht die Kraft haben, sie zu verändern, aber ohnmächtig sind, sie zu ertragen.
Der Betroffene malt sich wieder und wieder aus, wie er das nächste Mal reagieren und Situationen meistern wird, ist aber in seinem Verhaltenschema so gefangen, dass er es nicht schafft.
Mit jedem neuen Einbruch, mit jedem Versagen wächst seine Verzweiflung, die ihn schließlich in Depressionen enden lässt.

Die Autorin

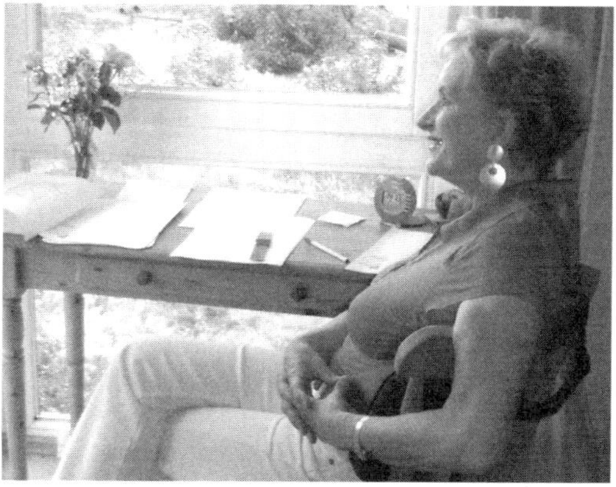

Dagmar Uhlmann (Jahrgang 1942, geboren in Berlin) lebt seit 32 Jahren in Frankfurt (Oder). Nach der Wende trat sie ins gesellschaftliche Rampenlicht ihrer Heimatstadt, war parteipolitisch aktiv, sozial engagiert, gesellschaftlich anerkannt und erfolgreich. Schwere Depressionen zwangen sie ab 1994 fast zur Aufgabe.

Gewohnt, in nahezu allem, was sie anpackte, Erfolg zu haben, wurde sie ein Opfer dieser schleichenden und lähmenden Krankheit. Die Ursachen dafür waren vielfältiger Natur. Beginnend bei persönlicher Veranlagung waren sie auch in privaten und beruflichen Problemen zu finden. Und sicher hatten auch gesellschaftspolitische Prozesse ihren Anteil.

In ihrem dritten Buch „Depressionen – die stille Hölle" beschreibt Dagmar Uhlmann die Geschichte der Sarah Lander in einer offenen, persönlichen Form. Sie führt den Leser ganz nah an die traurige Welt der Depressiven und zeigt, dass auch starke Menschen über keine unerschöpflichen seelischen Kraftreserven verfügen.

Der „stillen Hölle" entkommen, möchte Dagmar Uhlmann anderen – Erkrankten, Betroffenen und Interessierten – ein psychologischer und ermutigender Ratgeber sein, weil sie weiß, dass es ein Erwachen aus dieser Krankheit geben kann.

INHALT

Dagmar Uhlmann

Brennen auf meiner Haut

10 Jahre in der »Neuen Welt«

ist das erste Buch Dagmar Uhlmanns. Es erschien im Jahr 2000 und ist eine packende Schilderung der Umbruchzeit nach der Vereinigung.

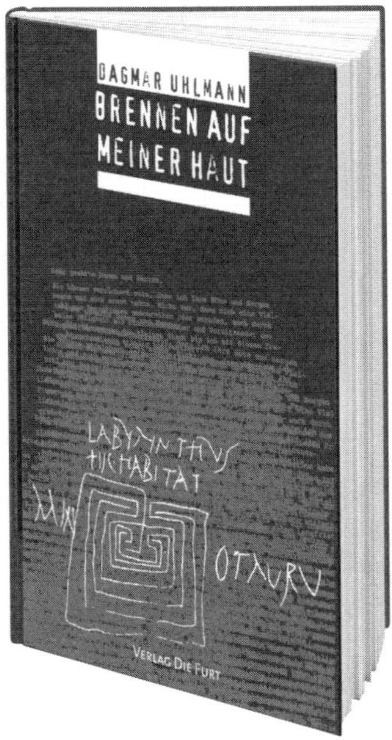

Aufgeschreckt durch das verzerrte Bild, das teilweise durch die Medien über ehemaligen DDR-Bürger verbreitet wird, entschließt sich Dagmar Uhlmann, diesen zehn Jahren in der „Neuen Welt“ noch einmal nachzuspüren.
Ihre Erlebnisse und Gedanken dazu lässt sie durch die Figur der „Olga Unruh“ plastisch werden.

Brennen auf meiner Haut

2000 | Verlag Die Furt | 165 Seiten | 12,5 x 19,5 cm

€ 14,90 | ISBN 3-933416-17-5

Dagmar Uhlmann
Illustrationen: Peter Sottmeier

Eddi packt aus

Aus dem Tagebuch eines Dackels

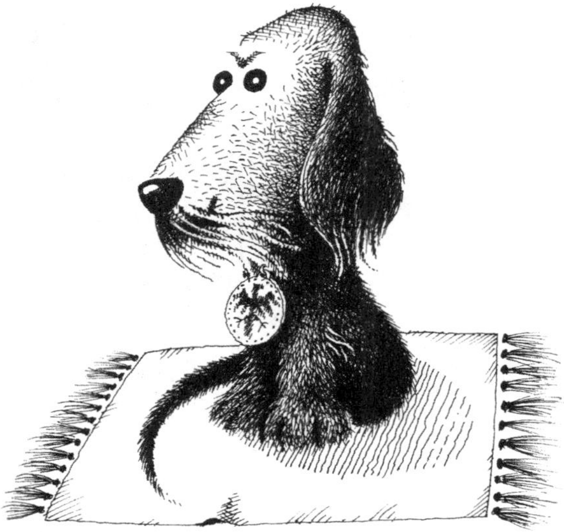

„**Eddi packt aus** – Geschichten aus dem Tagebuch eines Dackels".

In diesem Buch lässt Dagmar Uhlmann den kleinen Dackel Eddi seine Erlebnisse, Empfindungen und Geschichten erzählen.
Illustriert durch den Grafiker Peter Sottmeier bringt es Spaß für den Leser jeden Alters.

Für alle Hundeliebhaber zwischen 9–99 ein tolles Mitbringsel.

Books on Demand | 72 Seiten | broschiert
ISBN 3-8311-1789-6

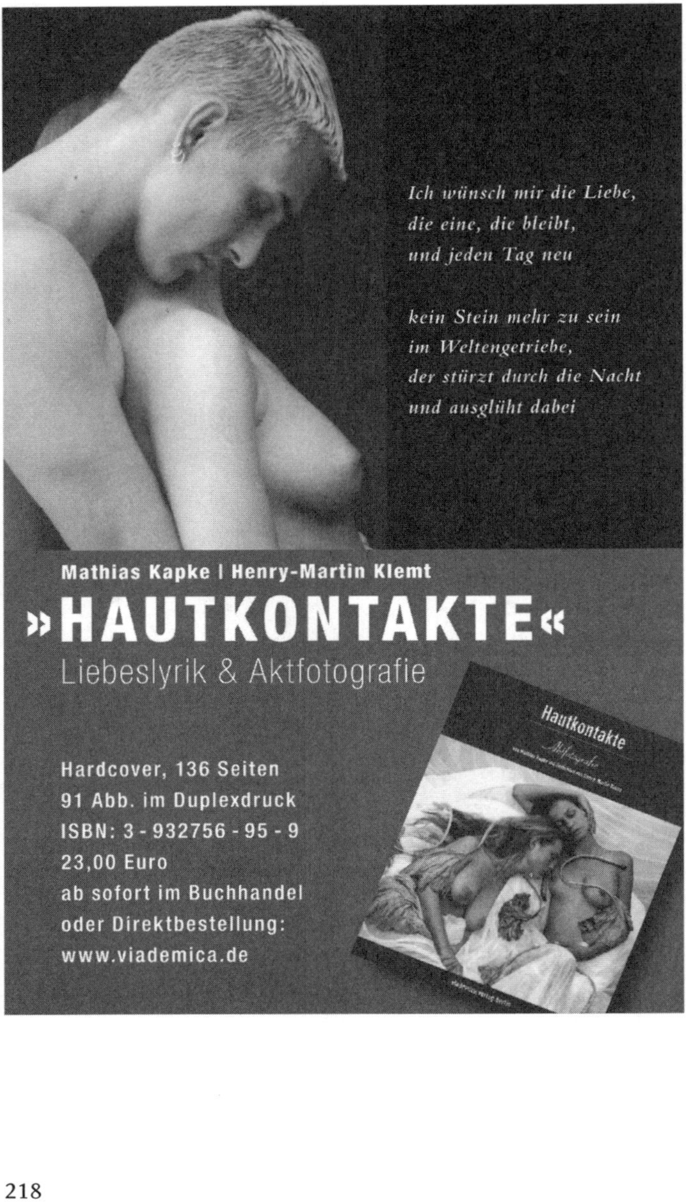
Ich wünsch mir die Liebe,
die eine, die bleibt,
und jeden Tag neu

kein Stein mehr zu sein
im Weltengetriebe,
der stürzt durch die Nacht
und ausglüht dabei
Mathias Kapke | Henry-Martin Klemt
»HAUTKONTAKTE«
Liebeslyrik & Aktfotografie
Hardcover, 136 Seiten
91 Abb. im Duplexdruck
ISBN: 3 - 932756 - 95 - 9
23,00 Euro
ab sofort im Buchhandel
oder Direktbestellung:
www.viademica.de
Hautkontakte

Immer noch wie Anlauf nehmen,
Atemholen vor dem Sprung.
Peitschenknall in den Arterien.
Leben ist wie große Ferien
und wir sind für nichts zu jung.

Was Henry-Martin Klemt mit drängendem Rhythmus in seinem „40-Lied" beschreibt, hat ein sehr empfehlenswertes Büchlein auf den Weg gebracht. Das Leben ist und bleibt schön, spannend, lebens- und genießenswert. Und Verse, die im Intimsten eine solche Sicht auf die Welt verherrlichen, werden, gerade weil die Welt aus den Fugen zu geraten scheint, geschrieben und gelesen. Im jungen Berliner viademica.verlag jedenfalls glaubt man anscheinend fest daran: Während selbst große Verlage der Lyrik die kalte Schulter zeigen, bringt er mit „Hautkontakte" ein Bändchen Liebesgedichte in gelungener Zweisamkeit mit Aktfotografie der klassischen Art auf den Markt. Erklärtermaßen als einen Beitrag gegen die ausgeuferte „visuelle Umweltverschmutzung" der Neuzeit! Mathias Kapke, der fotografierende Mathematik- und Physiklehrer, und der umtriebige Journalist und mit Preisen verwöhnte Lyriker Henry-Martin Klemt wollen also nicht nur all den von der undifferenzierten Literaturflut Verprellten einen bewährten und dauerhaften Halt geben – das wäre schon ein hoch zu schätzender Anspruch. Die beiden Frankfurter sehen sich mit ihrem Plädoyer für das natürliche Menschenbild und die Schönheit der Sprache durchaus auch als Kämpfer für das Klare, Leise, Dauerhafte, für die „Sternschnuppenzeit":

Ich wünsch mir die eine,
die eine, die bleibt,
und jeden Tag neu

kein Stein mehr zu sein
im Weltengetriebe,
der stürzt durch die Nacht
und ausglüht dabei.

Der mit Vertrauen und Geschmack editierte Foto-Lyrik-Band bedient weder Moden, noch kennt er Zielgruppen; ein Buch für Stunden der Zwiesprache mit sich selbst, und das in jedem Alter.

Anni Geisler
Freie Journalistin

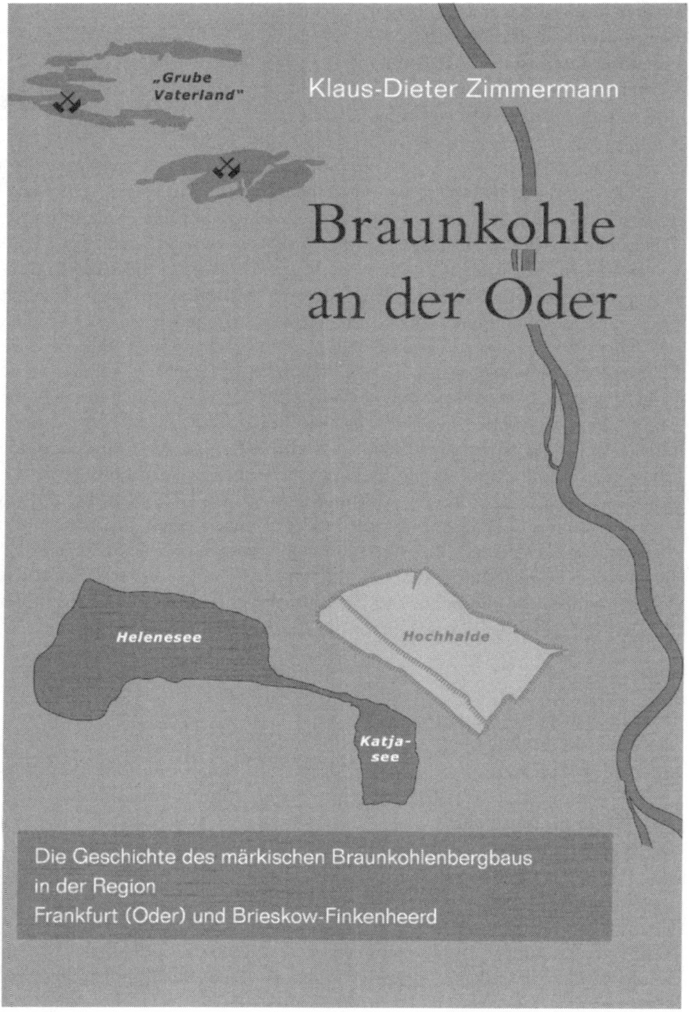

Dr. Klaus-Dieter Zimmermann:

»100 Jahre Braunkohle in der Nähe der Oder«

24,00 Euro | 168 Seiten, Hardcover | ISBN 3-932756-92-4

Die erste Erwähnung von Braunkohlenfunden in unserer Region ist aus dem Jahr 1756 nachgewiesen, wo der Gutsbesitzer Georg Rudolf von Stranz einen Kohlenfund bei Petershagen anzeigt. Acht Jahre später ist der Bergbau in Petershagen bezeugt, um aber bald infolge der Wirren des Siebenjährigen Krieges wieder einzugehen. Erst fünfzig Jahre später begann vielerorts im heutigen Ostbrandenburg und in Nordostsachsen die Suche nach Braunkohlenvorkommen. Eine große Zahl von Bergwerken entstand in Gebieten erfolgreicher Sucharbeiten. Im 20. Jh. entwickelte sich der Braunkohlenbergbau dann in Verbindung mit der Elektrizitätserzeugung und der Brikettherstellung in großem Stil und schließlich, zum Ende des Jahrhunderts, in der Lausitz, im mitteldeutschen Braunkohlenrevier, aber auch in den niederrheinischen Revieren als ein alle andere Industriezweige dominierender Komplex von Großtagebauen und Großkraftwerken. Nur schwer zu ertragende Umweltbelastungen und Identitätsprobleme der vom Bergbau lebenden wie von ihm betroffenen Menschen gehören zu dessen negativen Seiten. Die Auswirkungen auf das Leben der Menschen in „Horno“ in der Niederlausitz und „Garzweiler II“ im Köln-Aachener Revier sind auch in der Gegenwart Beispiele, dass die Gewinnung und Verarbeitung von Braunkohle mit gewaltigen Eingriffen in unsere Umwelt verbunden bleibt

Der Autor Dr. Klaus-Dieter Zimmermann wurde am 29. März 1939 in Gera (Thüringen) geboren. Er studierte von 1957 bis 1962 Mineralogie an der Friedrich-Schiller-Universität Jena. Ab 1962 war er als Diplom-Mineraloge und Petrograph in Betrieben und Instituten der Geologischen Erkundung tätig und promovierte 1970 an der Bergakademie Freiberg mit einer Dissertation. Bis zum Jahre 1988 war er maßgeblich an der Untersuchung von Betonschäden bei Einsatz alkaliempfindlicher Betonzuschlagstoffe beteiligt.
Nach der Wende arbeitete Dr. Zimmermann bis zu Beginn des Ruhestandes als Leiter des Amtes für Umwelt und Naturschutz in der Stadtverwaltung Frankfurt (Oder) und war auch für Probleme der Altbergbaugefährdung verantwortlich. Dazu gehörte die beratende Mitgliedschaft im Braunkohleausschuss des Landes Brandenburg, dem er als Leiter des Arbeitskreises Altbergbau Brieskow-Finkenheerd / Frankfurt (Oder) noch heute Impulse verleiht.

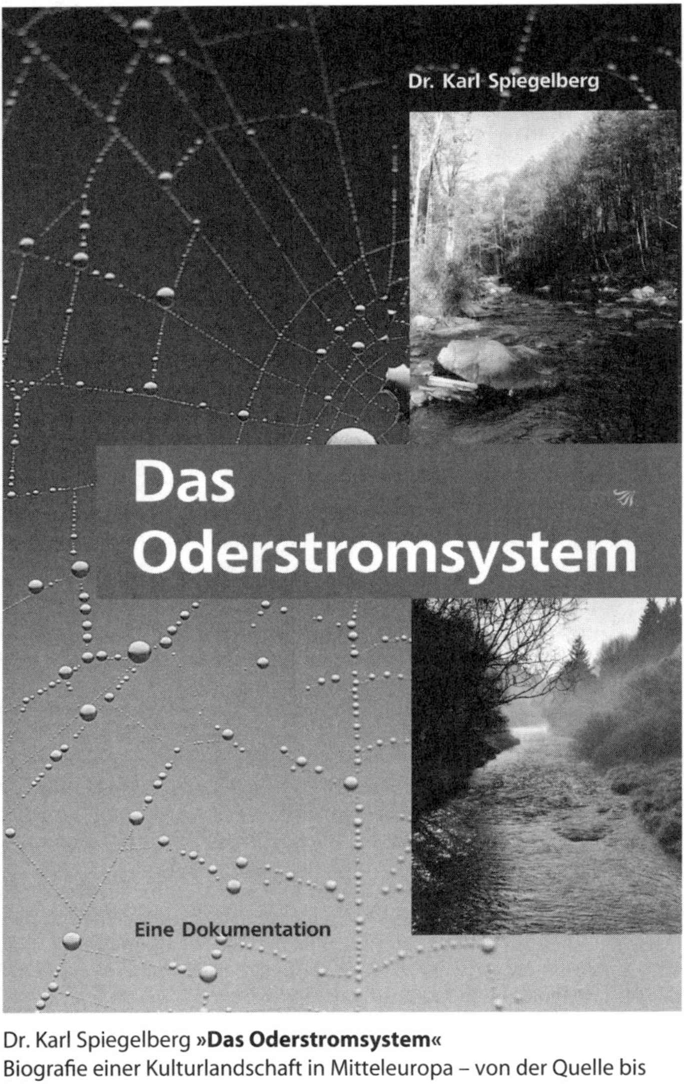
Dr. Karl Spiegelberg
Das
Oderstromsystem
Eine Dokumentation

Dr. Karl Spiegelberg / Pfarrer i. R. Peter Bickhardt
»Samuel von Marschall – Diener zweier Herren«
Ein Mann von Welt im Oderbruch
13,00 Euro | 40 Seiten | broschiert
ISBN 3-932756-91-6

Im 18. Jahrhundert vollzog sich unter der Regentschaft Friedrich des Großen eine beachtenswerte wirtschaftliche Entwicklung; daran hatten viele hervorragende Persönlichkeiten entscheidenden Anteil. Sie fühlten sich wie Friedrich II. als „erste Diener des Staates" und das „Volk zu lieben und schonend zu fördern" war für sie „erste Pflicht".* Zu diesen Personen gehörte der am 11.12.1749 verstorbene schottisch-niederländische Adelssproß Samuel von Marschall. Aufgrund seines vielseitigen fundierten Wissens und Könnens, verbunden mit unermüdlichem selbstlosem Einsatz für die wirtschaftliche Entwicklung von Brandenburg-Preußen, wurde von Marschall zu einem der engen zivilen Berater von König Friedrich Wilhelm I. Diese Eigenschaften machten Samuel von Marschall auch sehr schnell zu einem unersetzlichen und zuverlässigen Berater und Mitstreiter des jungen Königs Friedrich II. Friedrich der Große schätzte an dem erfahrenen Staatsmann die Fähigkeit, Probleme frühzeitig zu erkennen, mögliche Wege ihrer Lösung zu finden und zahlreiche Fachexperten aus dem europäischen Raum für die Arbeit in Brandenburg-Preußen zu gewinnen. Resultate des Wirkens von Samuel von Marschall leisten uns Heutigen noch immer außerordentlich gute Dienste. Seinem für Brandenburg-Preußen segensreichen Schaffen ist die vorliegende Erinnerungsschrift gewidmet.

*) Isaaksohn, S.: „Geschichte des preußischen Beamtentums", Band 3, Berlin 1884, S. 205 und 236

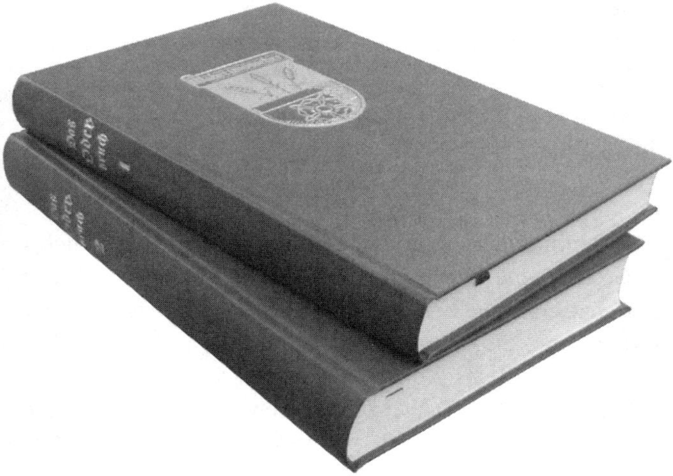

Jedem, der deutsche Schulen besucht hat, ist es geläufig, daß Friedrich der Große das Oderbruch urbar machte und besiedelte, »im Frieden eine Provinz gewann, die ihn keinen Soldaten kostete«. Wer jedoch tiefer in die Einzelheiten dieser großen Kulturtat, ihre Vorgeschichte, Durchführung und Auswirkung eindringen will, muß mit Bedauern die überraschende Feststellung machen, daß eine der besten Leistungen preußischer Verwaltung, die Gewinnung von 70 000 Hektar fruchtbaren Neulandes im Herzen Brandenburgs, unweit der Hauptstadt, bisher noch keine umfassende Schilderung fand ...
Mit diesen Worten beginnt das Vorwort des einstigen Herausgebers Peter Fritz Mengel, und er setzt seine einleitenden Gedanken beendend fort: Keiner ist in einem Gebiete wie dem Oderbruche für sich allein imstande, dem Angriff des lauernden Stromes zu begegnen, niemandem nützt Ordnung in seinem Entwässerungsgraben, wenn der Nachbar versagt. Nur genossenschaftliches Denken und Handeln, freudiges Eintreten in Reih und Glied, Selbstlosigkeit und Opfermut kann in täglicher Arbeit und in Stunden der Gefahr helfen. – Wer nicht will deichen, muß weichen. Da ist es gut, die Erfahrungen der Altvorderen zu nutzen, von ihren Mißgriffen zu lernen, an ihrer Zähigkeit und ihrem Lebenswillen sich aufzurichten. Da ist es gut, sein Wissen zu bereichern, sein geistiges Rüstzeug zu verstärken.

Peter Fritz Mengel »**DAS ODERBRUCH**«

Erstauflage der Reprint-Ausgabe von 1930/34
Hardcover mit Goldprägedruck
2 Bände | 1008 Seiten
inkl. 204 Schwarzweißbildtafeln und 5 Colorzeichnungen
ISBN 3-932756-90-8
59,00 Euro

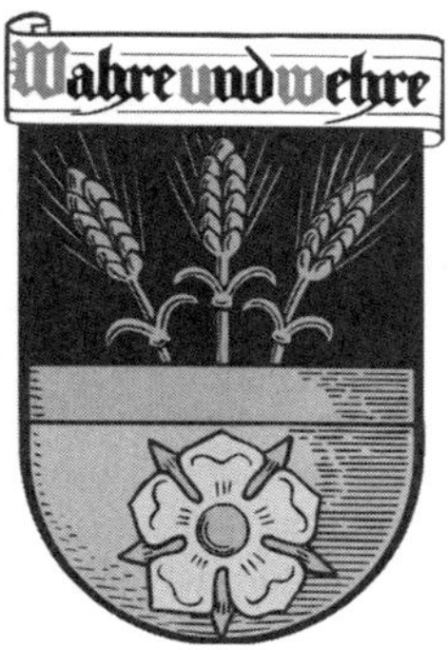

»Wahre und wehre« lautet der Sinnspruch unseres Wappens, welches das reiche Feld und den stets bereiten Feind, das Wasser, zeigt, getrennt durch einen Deich, den Gemeinsinn erhält. Die anvertraute Scholle in Kenntnis ihres Werkes den Nachkommen zu bewahren, in Not und Gefahr fest zusammenzustehen, um Feindestrutz zu wehren – das Kampfziel der Oderbrücher ist damit gesteckt. Ein Helfer in diesem Kampf sei ihnen dieses Buch.

»Berühmte Namen aus dem Oderbruch«

Gesammelt von Rudolf Schmidt, Eberswalde

Es dauerte viele Jahrzehnte, bis die Wunden dieses großen (Dreißigjährigen) Krieges geheilt waren, wobei der unermüdlichen Tätigkeit des Großen Kurfürsten beim Wiederaufbau nicht vergessen werden darf. Wir finden auch seinen großen Kriegshelden, den »Sieger von Fehrbellin«, Georg Freiherrn von Derfflinger (geb. 1606) im Oderbruch, wo er 1695 auf seinem Gute Gusow gestorben ist ... Nachmals aber hat dann des großen Feldmarschalls Schwieger-Urenkel, der Staatsminister und Gesandte Otto Christoph Graf von Podewils (1719–1781), Garten und Park von Gusow geschaffen – und dessen Sohn, der Landrat des Lebuser Kreises, Friedrich Heinrich (geb. 1747), der gediegene und berufene Landwirt, gerade die Güter Gusow und Platkow zu anerkannten Musterstätten landwirtschaftlicher Betriebe ausgestaltet ...

Im Jahre 1739 hatte der verdiente Staatsminister und Wirkl. Geheime Rat Samuel von Marschall (geb. 29. 8. 1683, gest. 11. 12. 1749) von der Familie von Bomsdorff das Rittergut Ranft erworben. Als er zehn Jahre später starb, waren die Ländereien dieses Randdorfes durch eine Eindeichung geschützt, die dem großen König bei seiner gleichen Arbeit für das Gesamtbruch als Vorbild und Muster diente. Friedrich der Große selbst hat dies anerkannt durch einen Erlaß an das Generaldirektorium am 15.12. 1749, »daß unter anderen vielen guten und ersprießlichen Diensten, welche der nunmehr verstorbene Staatsminister von Marschall Höchstderoselben und Dero Landen geleistet hat, Sie insbesondere die Anfertigung der Bewallung der Oder und des dabei angelegten Kanals vor einer der nützlichsten miterkannt haben«.

Als Friedrich der Große im Jahre 1763 dem Helden von Cunersdorf, dem General Joachim Bernhard von Prittwitz (1726–1793) die Ämter Quilitz und Rosenthal »in Anlehnung der Uns von ihm geleisteten vieljährigen rühmlichen Kriegsdienste« schenkte, wird er nicht geahnt haben, welche ausgezeichnete Friedensarbeit dieser Mann später im Oderbruch noch leisten würde, was ja Theodor Fontane in seinen »Wanderungen« eingehend dargestellt hat. Aber auch Prittwitz' Nachfolger im Besitze seiner Oderbruchgüter, der preußische Staatskanzler, Karl August Fürst von Hardenberg (1750–1822), unter dem aus dem alten Quilitz das neu erstandene Schinkelsche Neuhardenberg wurde, gehört hierher. Des Fürsten Name ist ebenso eng mit unserer Oderbruchheimat verbunden, wie ein Ausspruch von ihm gerade jetzt wieder besondere Bedeutung gewonnen hat: »Jede Stelle im Staat ohne Ausnahme, sei nicht dieser oder jener Kaste, sondern dem Verdienste der Geschicklichkeit und Fähigkeit aus allen Ständen offen. Jeder sei der Gegenstand allgemeiner Amulation, und bei Keinem, er sei noch so klein, noch so gering, töte der Gedanke das Bestreben: Dahin kannst Du bei dem regsten Eifer, bei der größten Tätigkeit, Dich fähig zu machen, doch nie gelangen. Keine Kraft werde im Emporstreben zum Guten gehemmt.«

Weiterhin: der verdiente General Hans Siegismund von Leftwitz (1718–1788), der vier Belagerungen kommandierte, in zehn Schlachten mitfocht und insbesondere die Schlacht von Torgau zugunsten des Großen Friedrich entschied –, der dann im schönen Cundersdorf zur Ruhe einkehrte und auch hier auf dem stillen Friedhof die ewige Ruhe fand ...

Der Klassiker des Gelben Kaisers zur Inneren Medizin

Suwen Lingshu Nanjing

Das Standardwerk zur Traditionellen Chinesischen Medizin in deutscher Übersetzung

Vollständig aus dem klassischen chinesischen Urtext übertragen
Das komplette Gesamtwerk in allen drei Teilen auf Deutsch
Mit ausführlichem Kommentar und umfangreichem Registerteil
von Muhammad W.G.A. Schmidt

Die vorliegende Ausgabe ist in ihrer Art einzigartig im deutschen Sprachraum und stellt das vorläufige Ergebnis einer über zehnjährigen Forschungs- und Übersetzungstätigkeit dar.

Was ist das Besondere an dieser deutschen Textausgabe?
Im Gegensatz zu den wenigen anderen Werkausgaben in westlichen Sprachen finden Sie hier nicht nur das komplette Gesamtwerk in allen drei Teilen. Denn eine zusätzliche, in anderen westlichen Werkausgaben sicher nicht vorhandene, Besonderheit ist in dem vorliegenden Werk auch eine Berücksichtigung von bedeutsamen Textvarianten in den verschiedenen Urtextausgaben, die im Laufe der Jahrhunderte entstanden sind. Wenn zum Beispiel an ein und derselben Textstelle in den verschiedenen Urtextausgaben einmal von Punktstelle x des Milzmeridians in Urtextausgabe A die Rede ist, in Urtextausgabe B aber zum Beispiel von Punktstelle y des Magenmeridians – so ist dies doch ein bedeutendender Unterschied! Welcher westliche Bearbeiter hat diese zusätzlichen und zeitraubenden textkritischen Recherchen sonst noch angestellt und akribisch in seinen durchgehenden Textkommentar mit eingearbeitet?

Inhalt:

Suwen 514 Seiten | Preis 136,– Euro
Band 1 mit 81 Kapiteln
(Schwerpunkt: Behandlung des theoretischen Überbaus der TCM):
– Organe der TCM
– Entsprechungssystematik
(Organe-Elemente, Yin und Yang usw.)
– Diagnostik (Pulse u. a. mehr)
– Krankheiten und Ursachen
– Einzelne Krankheitsbilder und Meridiane
– Lehre vom Qi
– Überschuss / Mangel an Qi als therapeutische Prinzipien u.v. a. mehr

Lingshu 405 Seiten | Preis 136,– Euro
Band 2 mit 81 Kapiteln
– Klinik und Akupunkturtechniken
– Klinik verschiedener Krankheitsbilder
– ausführliche Behandlung der Meridiane und Sonderleitbahnen
– Nadelungstechniken und Akupunktur
– Moxibustion
– Weitere Ausführungen zum Qi u.v. a. mehr

Nanjing 86 Seiten | Preis 70,– Euro
Band 3 mit 81 (sehr kurzen) Kapiteln. Systematisierende und ergänzende Nachträge zu den im Suwen und Lingshu bereits behandelten Stoffen wie
– Qi, Mangel und Überschuss
– Organlehre der TCM
– Moxibustion
– Entsprechungssystematik
– Yin und Yang
– Meridian- und Akupunkturlehre u.v. a. mehr

Der Übersetzer, Herausgeber und Autor
MUHAMMAD WOLFGANG G. A. SCHMIDT, Jg. 1950. Studium der Sprachwissenschaften, Sinologie, Afrikanistik, Traditionellen Chinesischen Medizin (TCM), Theologie und Religionswissenschaften an Universitäten in Deutschland, China und den USA. Promotion und Habilitation.

Der »Klassiker des Gelben Kaisers zur Inneren Medizin« ist das älteste und erste Werk zur Traditionellen Chinesischen Medizin (TCM) überhaupt mit einem Alter von mehr als 2000 Jahren. Trotz seines respektablen Alters gilt dieser Klassiker immer noch als das Standardwerk zur Traditionellen Chinesischen Medizin in der Ausbildung von TCM-Ärzten und –Therapeuten in China und mittlerweile auch in der westlichen Welt.

Das Gesamtwerk besteht aus den drei Teilen Suwen, Lingshu und Nanjing. Im Druck zählen diese drei Teile mehr als 1000 Seiten.
Das vorliegende Werk wurde mit ausführlichen Einleitungen und einem Textkommentar versehen, der auch die wichtigsten Textvarianten in den verschiedenen Urtextausgaben berücksichtigt. Umfangreiche Stichwortregister und Glossare sowie ein chinesischer Schriftzeichenindex mit Aussprache- und deutschen Bedeutungsangaben runden das Gesamtwerk ab und erhöhen dessen Brauchbarkeit für den Benutzer. Neben der reinen Übersetzungsleistung bietet das hier erstmals auf Deutsch vorliegende Gesamtwerk wissenschaftlich fundierte Informationen und vermittelt damit auch in seiner Gesamtanlage einen guten Eindruckvon dem gegenwärtigen Stand der textkritischen Forschung zu diesem Werk.

Vom gleichen Autor sind im viademica.verlag berlin erschienen:

»›Seele‹ ist nur ein Wort«
Seelenverständnis, Menschenbild und Soziokultur im abendländischen, islamischen und chinesischen Kulturkreis
XVIII + 140 Seiten | Frankfurt (Oder) 1999
ISBN 3-932756-55-X | Preis 24,00 Euro

»Die Geschichten der Leute vom Westsee«
Ausgewählte Volkslegenden aus Südostchina mit zahlreichen Abbildungen
94 Seiten | Frankfurt (Oder) 1999
ISBN 3-932756-59-2 | Preis 24,00 Euro

»Die 1476 wichtigsten Zeichen der chinesischen und sinokoreanischen Schrift«
356 Seiten | Frankfurt (Oder) 1999
ISBN 3-932756-63-0 | Preis 49,00 Euro

»Einführung in die Sinolinguistik«
XVIII + 226 Seiten | Frankfurt (Oder) 1999
ISBN 3-932756-68-1 | Preis 49,00 Euro

IMPRESSUM | Depressionen – die stille Hölle

Autorin: Dagmar Uhlmann

Herausgeber, Verlag, Gesamtherstellung:
Erschienen © 2004 im viademica.verlag berlin
Tieckstraße 8 in 10115 Berlin
www.viademica.de | E-Mail: info@viademica.de

Gestaltung Umschlag & Satz: Peter Sottmeier

Druck: AALEXX Druck GmbH

ISBN 3-937 494-05-7